地べたから考える 精神科作業療法

佛教大学保健医療技術学部作業療法学科 准教授

中西 英一

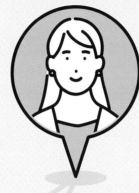
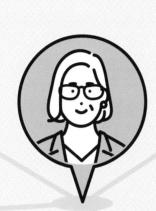
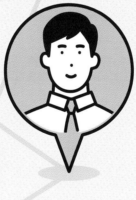

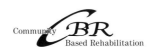

Community Based Rehabilitation

はずかしい僕の人生と執筆を通じて自らの蒙昧に気づく
（序文にかえて）

こんにちは，この本を手に取ってもらってありがとうございます．

私は中西英一といいます．大学で精神障害を持たれた人への作業療法を教えています．この本は，私が作業療法士の免許をとってから今までいろいろと考えたことを書いています．何十年も考えてこの本の薄さ，いかに私が無知であるかがわかると思います．学術的でもなく，思考が深まっているわけではありません．エビデンスのある知識・技術も書かれていません．隙だらけです．

こんな浅学非才の私がなぜこの本を書いたのか？　この本を出版しているシービーアールから「作業療法のことを書いてみませんか」と依頼してこられたことから始まります．そして自分の実力もわからず，後先も考えずに受けたからです．後悔はすぐにやってきました．でも締め切りは迫ってきます．だからもう自分が考えたことを書くしかないと思ったのです．自分が考えてきたことは何だろうかと改めて考えてみると，リハビリテーションや作業療法などを自分が考えてきた方法で説明するということでした．それは作業療法士になってからずっと疑問に感じてきたことです．いままで「作業療法士とは」，「らしさとは」，「精神障害を持たれた人への作業療法の支援とは」と考えてきました（いまでもそうです）．

最初の就職で作業療法士がいない精神科病院に勤務した私は何も知らず，病院でもいろいろと問題を起こしてばかりでした（よくクビにならなかったものです）．病院で出会った患者さん，医師，看護師，コメディカルスタッフ，事務，給食の皆さんには本当によく面倒を見てもらいました（お返しはほとんどできていないのですが）．そんななか迷える私は周囲の影響もあって本を読みだしました．そこで出会ったのが本文でも引用している『じぶん・この不思議な存在』（鷲田清一著，講談社現代新書）でした．哲学者の本を読むのは初めてで夢中になって読んだのはいまでも覚えています．自分というものが関係の中で生まれることを初めて知りました．夏目漱石の『草枕』（集英社文庫）にも出会いました．「智に働けば角が立つ．情に棹させば流される．意地を通せば窮屈だ．とかくに人の世は住みにくい．」で始まる小説です．その続きは皆さんご存じですか？　長くなりますが引用します．

「住みにくさが高じると，安い所へ引き越したくなる．どこへ越しても住みにくいと悟った時，詩が生れて，画ができる．

人の世を作ったものは神でもなければ鬼でもない．やはり向う三軒両隣りにちらちらするただの人である．ただの人が作った人の世が住みにくいからとて，越す国はあるまい．あれば人でなしの国に行くばかりだ．人でなしの国は人の世よりもなお住みにくかろう．

越すことのならぬ世が住みにくければ，住みにくい所をどれほどか，寛容て，束の間の命を，

束の間でも住みよくせねばならぬ．ここに詩人という天職ができて，ここに画家という使命が降る．あらゆる芸術の士は人の世を長閑にし，人の心を豊かにするがゆえに尊とい．」

　誰もがなかなか思うように生きることができないこと，それを引き受けて生きていくこと，引き受けて生きていくときに芸術が大切であることが書かれています．芸術を作業と読み替えると作業療法とはこういうことかもと思いました．これらの本を読み終わった後に自分の考えが変化し，重苦しい雰囲気が薄れていることに気づいたのです．この体験をもう一度したいと思って以後読書を続け，いろいろな本に出会いました．また臨床や教育の中で私のあまりにも稚拙な思考と行動による失敗，出会った多くの人に迷惑をかけながら考え学んで来ました（きっといまでも嫌い，恨んでいる人もいると思います）．

　締め切りが迫る中，このようにいろいろなことを思い出したのです．そして臨床にいたころのPSWのKさんがくれた雑誌の切り抜きに「ものを書くということは恥をかくことである．そして自らを作り上げることである．」（八代斌助）と書かれていたことを思い出しました．そして恥ずかしい僕の人生と自らの蒙昧と向き合いつつ，読者があのときの自分のように少しずつ学び，つながるような体験が可能となる本を書こうと思いました．

　本を読むことで，よくわからないけどなんだか少し元気が出て，背中を押してくれるような本．方向性を見いだせない人に，少しずつ考えていくといろいろとつながることがあるのだと伝わる本．そんな思いでこの本を書きました．そんな本になっているかどうかは読者の皆さんの判断になります．この本は不十分さが満載です．正しい知識や作業療法の具体的な方法などはたくさん良書が出版されています．ぜひそちらで学んでください．

　もし読者の皆さんが本を読んで元気が出て，前に進む力となり，時間をかけながらも少しずつ考えを深めるきっかけになれたら，望外の喜びです．この不完全な本を楽しんでください．では最後の章でまた会いましょう．

　　2021 年 8 月 19 日

中西英一

目　次

"自分は普通の人間である。
　普通の人間の普通の人生は
　そもそも楽しくないものである。"

　　　　　　　　　町田　康
　　　　　　『しらふで生きる 大酒のみの決断』
　　　　　　　　　　　　　　（幻冬舎, 2019)

第1章　精神科作業療法は難しい？

　この本は，精神科における作業療法の入門書として執筆しています．入門書ですから，この本を読んでいくことを通じて，皆さんが，普段の臨床現場で少しでもリラックスして，前を向いて患者さんとともに歩むことができる助けとなれることを目指しています．

　でも一方で「リラックス」や「前を向いて」と言っても，そうなるためにはなかなか一筋縄でいかないことも承知です．また，精神科の臨床現場で働いている作業療法士の皆さんにお叱りを受けるかもしれません．「臨床現場はそんな簡単なものではない」と．確かに精神科の臨床現場では，単に精神障害をもたれた人に治療やさまざまな支援を行っています．そこには，さまざまな複雑な要因が絡んで一筋縄ではいかないのも確かです．つまり，ある人に行ったことが，他の人に有効ではないということです．そんな複雑な状況で果たして，「リラックス」し，「前を向く」ことはできるのだろうか？　きっと読者の皆さんは疑心暗鬼にこの文章を読まれているのではないかと思います．しかし，私は程度の問題こそはあれ，少なくとも私たちが基本的なこと（捉え方や対応方法）を理解していくだけでも変わってくるのではないかと考えています．先ほど，人によって異なると言いましたが，それでも人によって変えてはいけないこともあると思うのです．実は人によって変えなければならない，あるいは配慮しなければならないことも大切ですが，どんな人にも大切にするべきポイントを押さえていくほうが大切だと思います．たとえば挨拶は人や場面によって変えていかなければいけませんが，挨拶をするということは，基本的に社会で生きるうえで大切なことです．この本では，この挨拶のようになくてはならない基本的なことを読者の皆さんと一緒に考え，作り上げることができればいいなと考えています．そして，このような基本となることは最新の知識や技術でもありません．それは，リハビリテーションが大切にしているもの，作業療法が大切にしていることです．その大切なものを考えていき，具体的な臨床場面へとつなげる機会にできればと考えています．

　次にこの本のタイトルにもなっている「地べた」という言葉に触れておきます．私が好きなライターの一人にブレイディみかこさんという方がおられます．英国で保育士をされながら，英国の社会や人々の生き様，英国と比較して，日本の社会などについて冷静な視点で執筆されている方です．興味のある方は『子どもたちの階級闘争―ブロークン・ブリテンの無料託児所から』（みすず書房，2017）などをお読みになってください．その執筆されるときの視点は常に上（できる人）からの視点ではなく，地べた（市井に暮らす人々）の視点を大切に執筆されています．そのブレイディさんの「地べた」という表現は私がとても気にいっている表現で，何かのチャンスがあれば使用したいと考えていました．だから，この本の執筆依頼があったときに迷うことなくこの言葉を使用したいと思いました．私もブレイディさんのように，作業療法

ができる人が，まだおぼつかない人に教えるような視点ではなく，私たちが普段臨床現場で感じる難しさ，それは，できる人から見れば些細なことや，取るに足らない，あるいは解決ずみのことかもしれませんが，その些細なことを大切に考えていくことを目指したいと思うのです．このような企みどおりにうまくいくかわかりませんが，もし読者の皆さんが面白そうと思われるのであればぜひこの先をお読みください．では，また読み終わった後にお会いしましょう．

第1節　作業療法を考える前に〜わかりにくいことはいけないことか？

　「作業療法はわかりにくい」とよく言われます．それは作業療法を伝えるときによく言われる言葉ではないでしょうか．また作業療法士自身も「作業療法はわかりにくい」と言うときがあります．それは，なかなか説明するのに時間がかかるときや，手っ取り早く説明することができないときなどではないでしょうか．説明する相手がだんだんと顔が曇ってきて「よくわからないな」と言われ，「要するにリハビリでしょう」などと言われると，つい，「作業療法はわかりにくいですから」とか「リハビリですから」と答えてしまう瞬間があります．また，臨床でも患者さんや家族から「理学療法と作業療法の違い」を聞かれて，他職種や実習生に作業療法を説明するときも十分伝わりきらないもどかしさ故に，「作業療法はわかりにくいですから」と伝えてしまうことがあるのではないでしょうか．

　私は作業療法を「わかりにくい」と言ってしまうことがいけないことであるとは思っていません．確かに「作業療法はこうである」という勇敢な意見は私たちを元気づけますし，「作業療法は他の仕事と違ってこんなことができる」というと，何か特別なものが作業療法に存在する感じがします．そうすると何かスッキリした感じがしますし，作業療法士であることで誇らしい気持になります．そして，もう悩まなくていい感じがします．でもそれでいいのかとも思います．たとえば，皆さんが誰かに「あなたは，○○である」と断言されたら，どう感じるでしょうか．なんとなく釈然としない気分になるのではないでしょうか．なぜなら，いろいろな側面があっての自分自身なのに，そんなに簡単に断言されると「それ以外のこともあるけど」と反論したくなるのではないでしょうか．また，作業療法士を誇らしく感じることも大切ですが，行き過ぎると害になることがあります．ドラえもんのジャイアンやスネ夫はいかに自分が特別であるということを声高に述べ，行動します．しかし皆さんご存じのように周囲から見ると決していい雰囲気ではないのです．ですので，できるだけ変なプライドをもたずに活動できるといいと思います．この本ではそんなことも考えていきましょう．

　作業療法を考えていく補助線として，皆さんは，ジョハリの窓（Johari's window）をご存知でしょうか．これは，コミュニケーションにおいて，自分自身をどのように開示していくかということを示した図です（図1）．私たちには「自分にわかっている」，「他人にわかっている」，「自分にはわかっていない」，「他人にもわかっていない」の4つの組み合わせで，Ⅰ．開放の窓（公開された自己），Ⅱ．盲点の窓（自分は気がついていないものの，他人からはみられている

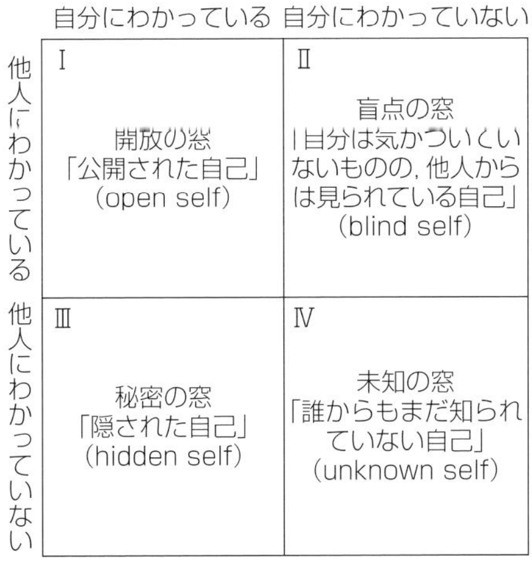

自分にわかっている　自分にわかっていない

	Ⅰ 開放の窓「公開された自己」(open self)	Ⅱ 盲点の窓「自分は気がついくいないものの, 他人からは見られている自己」(blind self)
	Ⅲ 秘密の窓「隠された自己」(hidden self)	Ⅳ 未知の窓「誰からもまだ知られていない自己」(unknown self)

（他人にわかっている／他人にわかっていない）

図1　ジョハリの窓

自己），Ⅲ．秘密の窓（隠された自己），Ⅳ．未知の窓（誰にもまだ知られていない自己）があると述べています（これは2人の心理学者が講演で述べたもので，研究などによって証明されたものではありません．だからあくまで仮説です）．そして，それぞれの窓は仕切りが固定化されているのではなく，コミュニケーションを通じたフィードバックや自分自身が行う自己開示を通じて変化するのです．つまり自己は周囲との関係や自己との関係において変化しうるものであるということなのです．また，ドイツの哲学者キルケゴールはその著作『死に至る病』（岩波文庫，1957）で「人間は精神である．精神とは何であるか？　精神とは自己である．自己とは何であるか？　自己とは自己自身にかかわるひとつの関係である．この関係のうちには，関係がそれ自身にかかわることが含まれている」と述べています．私たちは自己というものがもう固定化されて存在しているように感じていますが，キルケゴールはそうではなく，自己とは自己にかかわり続けることであるということを看破しています．つまり自己というものが常に流動的で変化するものであり，実存であるということです．実存とは人間存在のあり方の一つを示したものです．

　これらの考えを応用すると作業療法もジョハリの窓やキルケゴールのように考えることができると思います．私たちが，これが作業療法だと思っている以外に，実は気がついていない作業療法や知られていない作業療法，隠された作業療法があるかもしれないのです．このように考えると作業療法はその時代や社会，対峙する状況においてさまざまに変化する可能性があります．そして常にそれは問い直されていくものなのです．このように人間を一つの言葉で言い表すことができないのと同様に，作業療法もなかなかはっきりと言い表すことができないのです．だから，すっきり言えないことに対してだめと思う必要はないのです．

　このように書くと皆さんの中には，「これでは振り出しに戻っただけなのではないか」，「はっきり言えないなら，説明は無理ということではないか」と思われる方がいるかもしれません．確かに作業療法の説明は難しいです．しかし，なかなか一言で言い表すことができない作業療

法だからこそ，私たち作業療法士はその説明に熟慮と工夫を通じて伝えていくことが必要では
ないか思うのです．そして，そうした熟慮と工夫の中で私たち自身にも作業療法について少し
ずつ理解が進むことがあると思います．だから，皆さんも諦めず何度も作業療法の理解と説明
に挑戦してみてください．そのことがきっと今後の臨床の糧となると思います．

第2章　作業療法を考える
～言葉の定義を手がかりに～

　では作業療法を考えていくときにどのように考えていけばいいでしょうか．その基本となるのは定義になります．定義なんて関係ない，理屈よりも技術だという人がいるかもしれません．しかし，私たちが定義を考え議論することはとても大切です．その営みを通じて，作業療法と作業療法でないものを分けることができるのです．そして，できるだけ定義に沿った考えや活動をすることが求められます．もちろん定義は私たちが作っているものですから，絶対ではないので，日々の活動に合わなければ変更する必要があります．しかし，私たちが作業療法とは何かと迷うときには必ず定義に戻る必要があるのです．キーボードのホームポジションみたいなものです．作業療法の定義は世界中にあります．ただ世界の定義は日本語に訳されて，インターネットで簡単に読むことができますが，注意が必要です．カナダ作業療法士協会の定義では，「作業をできるようにすることについて，クライエントと協働する健康の専門職である」（1997年）（『作業療法の視点―作業ができるということ』大学教育出版，2006）と書かれています．これを読むとクライエント＝患者さんという理解をしてしまいますが，実は違うのです．実は続きにクライエントの定義が書かれています．読んでみましょう．「クライエントとは個人，集団，機関，組織である」いかがでしょうか．これを読むとクライエント＝患者さんではないということがよくわかります．またこのクライエントという言葉は，米国の臨床心理学者カール・ロジャースが提唱した来談者中心療法からもってきているとカナダの作業療法の本では述べられています．ですので，クライエントという言葉をどのようにロジャースが定義したかということを理解することが大切です．ロジャースは心理療法を受けに来る人を患者（patient）と呼ばず，クライエントと呼んだのです．このクライエントには，もともと依頼人という意味があります．ちなみに患者（patient）は耐える人という意味です．この違いは，患者は自らの病気から起こる痛みに耐え，医療を受けるという受身的な表現であるのに対し，クライエントは，自ら援助を求める人（能動的な人）として捉えられているということです．つまり，クライエントは患者と異なり，問題解決に向けた問いと行動を主体的に取り組むということになります．またヤークサは，クライエントに似た表現として患者-エジェントとして描いています（『身体障害の作業療法　改訂第4版』協同医書出版社，1999）．ですので，クライエントとセラピストは協同で行動することになるのです．このように海外の定義を読むときには私たちが普段認識している意味と異なる場合があるので注意が必要です．

　ではわが国では，どのような定義があるでしょうか．一つは法律としての理学療法士及び作業療法士法（昭和40年制定）であり，もう一つが専門職団体としての日本作業療法士協会が作成している定義があります．そのほかにもさまざまな人たちによって私が考える作業療法を定

表 1　日本作業療法士協会の作業療法の定義

> 作業療法は，人々の健康と幸福を促進するために，医療，保健，福祉，教育，職業などの領域で行われる，作業に焦点を当てた治療，指導，援助である．作業とは，対象となる人々にとって目的や価値を持つ生活行為を指す．（2018 年承認）
>
> （註釈）
> ・作業療法は「人は作業を通して健康や幸福になる」という基本理念と学術的根拠に基づいて行われる．
> ・作業療法の対象となる人々とは，身体，精神，発達，高齢期の障害や，環境への不適応により，日々の作業に困難が生じている，またはそれが予測される人や集団を指す．
> ・作業には，日常生活活動，家事，仕事，趣味，遊び，対人交流，休養など，人が営む生活行為と，それを行うのに必要な心身の活動が含まれる．
> ・作業には，人々ができるようになりたいこと，できる必要があること，できることが期待されていることなど，個別的な目的や価値が含まれる．
> ・作業に焦点を当てた実践には，心身機能の回復，維持，あるいは低下を予防する手段としての作業の利用と，その作業自体を練習し，できるようにしていくという目的としての作業の利用，およびこれらを達成するための環境への働きかけが含まれる．

義するときがあります．これらは，貴重な意見なのですが，ここでは，参考程度にしておきましょう．理学療法士及び作業療法士法は，理学療法士と作業療法士が法律上定義されているものです．上記の法律では，作業療法とは，「身体又は精神に障害のある者に対し，主としてその応用的動作能力又は社会的適応能力の回復を図るため，手芸，工作その他の作業を行なわせることをいう」と述べられています．この法律では「身体又は精神に障害のある者」に「その応用的動作能力又は社会的適応能力の回復を図る」を目的として，「手芸，工作その他の作業を行なわせること」を手段として行うことが述べられています．このように「誰に（対象）」，「何のために（目的）」と「何をするのか（手段）」という理解は大切です．つまり作業療法は身体または精神に障害のある人に応用的動作能力または社会的適応能力の回復のために，手芸，工作その他の作業を行わせる仕事ということになります．ただ，この法律は，制定が昭和40年（1965年）と50年以上前になっており，その当時の定義になります．ですので，現代の医学やリハビリテーション，社会情勢と異なることになっているかもしれません．そうすると今の作業療法の定義として最新のものは日本作業療法士協会による作業療法の定義（2018年）になります（**表 1**）．

　皆さんはこの定義はよく理解できたでしょうか．先ほどと同じように分解して考えてみましょう．「誰に」は註釈に書かれていますが，「身体，精神，発達，高齢期の障害や，環境への不適応により，日々の作業に困難が生じている，またはそれが予測される人や集団」，目的「人々の健康と幸福を促進」，手段「作業に焦点を当てた治療，指導，援助」，場所「医療，保健，福祉，教育，職業などの領域」と書かれています．このように分解すれば理解できたでしょうか．こんなときは疑問をあげてみることが大切です．安易に理解したつもりになるのではなく，わからない自分の感受性を大切にして，疑問を発してみるのです．たとえば，「身体，精神，発達，高齢期の障害や，環境への不適応により，日々の作業に困難が生じている，またはそれが予測される人や集団」はどうでしょうか．なんとなくはわかりますが身体，精神，発達，高齢期の障害とは何を指すのでしょうか．身体と精神が人間の身体の機能に関する記述に対し

て，発達は人の成長の方向性を指していますし，高齢期は人間の人生の時期を指しています．また誰が障害と判断するのでしょうか．程度にかかわらず障害があれば誰もが対象になるのでしょうか．また障害がないと思われる人には作業療法は関係ないのでしょうか．などが考えられます．そして目的である「人々の健康と幸福を促進」とはどのようなものなのでしょう．皆さんわかりますか．健康とか幸福とは何でしょうか．健康と言われるとなんとなくわかった気になりますが，わかるように説明しようとするとなかなかうまく説明できません．幸福となるとなおさらです．健康や幸福とはどのような状態でしょうか．協会の定義の註釈には，「人は作業を通して健康や幸福になるという基本理念と学術的根拠」と記述されていますが，作業がなぜ健康と幸福につながるのかについては記述されていません．また，手段として「作業に焦点を当てた治療，指導，援助」と書かれており，註釈には，「作業に焦点を当てた実践には，心身機能の回復，維持，あるいは低下を予防する手段としての作業の利用と，その作業自体を練習し，できるようにしていくという目的としての作業の利用，およびこれらを達成するための環境への働きかけが含まれる」と記載されています．目的としての利用や手段としての利用とは何でしょうか．なぜ手段としての作業が心身機能の回復なのか，目的としての作業がその作業の練習となるのか．そもそも作業とは何でしょうか．国語辞典などに載っている作業の意味でいいのでしょうか．それとも別の意味でしょうか．

　また，場所は医療，保健，福祉，教育，職業などの領域と書かれていますが，これらはどのような領域なのでしょうか？　これらの領域で異なることはあるのでしょうか？　こうやって疑問をあげてみるとなかなかわかっていないことや曖昧にしていることがよくわかりませんか．このような言葉一つひとつに向き合うことで少しずつ自分自身の理解も進み，相手にも伝わると思うのです．

　では，「身体，精神，発達，高齢期の障害や，環境への不適応により，日々の作業に困難が生じている，またはそれが予測される人や集団」とは誰のことなのか？　そしてそれは誰が判断するのか？　から考えていきましょう．その際に考えなければならないのは障害とはなにかということです．このような問いを立てるとそんなことはわかっているという人がいるかもしれません．しかし，障害とは何かということはいまでも議論されていることなのです．つまり，障害とは何かということはまだまだ理解できていないことがあるのです．このことに関してはさまざまな障害をもたれた人たちが，障害を問い直してきた歴史があります．いろいろな考えがある中で，今回参考になるのは障害者基本法です．障害者基本法の第二条にその定義が書かれています．以下に引用します．

> 障害者基本法
>
> 第二条
>
> 　一　障害者　身体障害，知的障害，精神障害（発達障害を含む．）その他の心身の機能の障害（以下「障害」と総称する．）がある者であって，障害及び社会的障壁により継続的に日常生活又は社会生活に相当な制限を受ける状態にあるものをいう．
>
> 　二　社会的障壁　障害がある者にとつて日常生活又は社会生活を営む上で障壁となるような社会における事物，制度，慣行，観念その他一切のものをいう．

　障害者基本法にあるように障害者とは，

　「身体障害，知的障害，精神障害（発達障害），その他心身の機能の障害があること．障害及び社会的障壁により継続的に日常生活又は社会生活に相当な制限を受ける状態にあるもの」と述べられています．私たちはつい障害者と聞くと本人の心身の問題と捉えてしまいがちですが，実は違うのです．障害者とは継続的に日常生活や社会生活に相当の制限を受けることであり，それが，**ご本人の障害と社会的障壁の相互作用によって生じているということです**．これはとても大切な視点です．なぜなら，一見健康そうな私たちも状況によっては障害者と類似の状況になることがあるからです．たとえば外国語がほとんど話せない人が，外国で暮らすことになるとしましょう．そうすると，たちまち日常生活が困難となり障害が生じてきます．きっと英語を話すということが難しいので，お店に行って商品を買うことも，役所に行って手続きをすることもとても大変だと思います．また，学校に行って，新しいクラスメートと仲良くなり，授業を理解することも難しいかもしれません．私も経験があるのですが，昔カナダに行ったとき，マクドナルドで買い物もできず，店員さんから列を外れるように言われて，子どものようにメニューを指差し一つひとつ確認し，支払いでは私がまごまごしていると，財布を出せと言われ，出したら札を出すように言われ，お釣りをもらい，ここで待てと言われました．ずいぶん昔のことですが，英語が話せないだけでこんなに惨めな思いをするのだなと思いました．それ以来，外国に行くととても怖くなりました．皆さんもいろいろと想像してみてください．皆さんは普段は健康で障害がないと考えていて，障害者のことは特別だと考えているかもしれませんが，実はそうではないのです．

　でもまだ，自分は健康で問題ない，障害者の問題なんて知らないという人がおられるかもしれません．でも皆さんのお父さん，お母さん，おじいちゃん，おばあちゃん，兄弟，姉妹，親戚，大切な人，その家族みんながいつでも健康でいるとは限りません．たとえばお姉さんの家庭に子どもが生まれたら，本人に障害がなくても，日常生活や社会生活に制限がかかる可能性があります．私も子育てしながら経験したのですが，買い物に行っても移動がとても大変でいつもエレベーターを探さないといけなかったり，電車やバスに乗るときも遠慮したり，ベビーカーでは乗れない状況もありました．そうすると電車に乗ることを諦めたりすることも出てきます．また仕事に行こうと思っても子どもを預けることができなければ，家で子どもの世話をするしかないので，仕事という社会的役割を喪失することになります．

　また，心身に障害をもたれた方でも，社会が障害とならないように対応することができれば，障害者ではなくなるということです．

　たとえば知的障害があり計算できない人がいたとしても，働くことはできます．お弁当屋さんで働いていて，お弁当箱を12個用意しなければならないとすると，計算することができないこの人は仕事が難しいと考えられてしまいます．なぜなら，私たちを標準に考えているからです．でも，NPOいねいぶるのごはん亭だいだいでは，12個揃えて2列に並べたときに一番端のところにテープを貼っておけば計算することなく弁当箱を配置することで対応しています（日本理化学工業（株）はこのような実践を行っています）．

　事故によって下半身の運動機能が難しくなった人は，車の運転を諦めるのではなく，車を改造することによって，制限のあった社会生活から制限が取り払われていきます．

　いろいろしつこく書きましたが，障害とは，本人と社会の相互作用によって生じるということ．そして，本人に大きな障害がなくても社会障壁によって，いつでも障害が生まれるということは理解してください．反対に，私たちが一見健康で何の問題もなく社会生活が送れているのは，皆さんが健康で心身に問題がなく，社会が皆さんの行動を遮ることをしていないということになります．このように考えると日本作業療法士協会の定義にある「身体，精神，発達，高齢期の障害や，環境への不適応により，日々の作業に困難が生じている，またはそれが予測される人や集団」の障害は機能の障害のことを指し，日々の作業に困難が生じているということが障害者基本法でいうところの障害者ということになります．ただ，障害者基本法では，制限と書かれているのに対し，日本作業療法士協会の定義では，不適応と書かれているところが異なります．制限という言葉は，「物事にある限界を設けること．また，その限界」という意味で，やりたいと思ったこともいろいろな限界が設定されていることを指していますが，不適応は，「環境・状況・条件などに適応できないこと」とあり，適応は「人間が，外部の環境に適するように行動や意識を変えていくこと」ということになり同じような意味に思われますが，このようにみていくと意味が異なります．制限という言葉がやりたいことをいろいろなことによって妨げられているという意味に近いのですが，不適応という言葉は対象者がうまく環境や状況で求められる行動ができないという意味に近いかと思います．しかし，障害者基本法に書かれている定義と日本作業療法士協会の定義は類似している点を確認することができたと思います．

　では，次に「身体，精神，発達，高齢期の障害」を考えていきましょう．皆さんはこれを見て違和感はないでしょうか．前半の身体と精神は人間の機能を指しているのですが，後半の発達は人間が成長していく過程を指しています．また高齢期は人間の一生のある時期を示しています．このように考えると，発達や高齢期では人の一生を横軸で見ているのに対して，身体や精神は人間を縦軸で見ていま起きている機能の問題ということになります．たぶんいまの作業療法士の仕事の領域が身体，精神，発達，高齢期という分け方が主流なので，このような記述になっていますが，少し順序を入れ替えると，発達，身体，精神，高齢期となります．つまり，人が生まれてから亡くなるまでの過程の中で生じる心身機能の問題と考えることができると思

います．こう考えると身体・精神に成人期として考えてみることができると思います．そうすると人の一生で捉えることができ，作業療法は人の一生における身体と精神の機能に障害が生じた人を対象としていることになります．これは考えれば当たり前で，人が作業をするためには，身体と精神の機能を使う必要があるからです．だから，身体障害領域だから身体を，精神障害領域だから精神をというように切り分けて考えることは本来の人間のあり方からは異なると思います．つまり私たち作業療法士は，人が生まれたときからその一生を終えるときまでその人が行う作業に必要な心身の機能をその視野に入れているということになります．

　次に「人々の健康と幸福を促進」はどのように考えることができるでしょうか．これは非常に難問です．健康や幸福は定義もまちまちで，これといったものがないからです．皆さんならきっと世界保健機関の健康の定義（1946 年）「健康とは単に病気でない，虚弱でないというのみならず，身体的，精神的そして社会的に完全に良好な状態を指す」をご存じかもしれません．しかし，これはとても難しい定義です．何をもって健康であるのかということは具体的に定義できるものではないからです．たとえば，大変重度な障害や病気を抱えて身体的な健康が損なわれていても，インターネットを通じて人とつながったり，役割をもって社会に貢献できることがあります．本人も障害は悪くなっていくが，自分は健康そのものだと考えるかもしれません．反対に，本人が健康だと言い張っても，周囲から見ると明らかに健康を損なっていて，そのことを本人が認めず健康だという場合もあります．また，本人は健康だと感じて生活していても，血液検査をしてみるととても問題な検査データが出る可能性があります．健康がなかなか定義できないことがわかるでしょうか．また，幸福も健康と同じように定義できないものでもあります．何をもって幸福なのかということは，なかなか判断が難しいものです．このため，日本の憲法には幸福の追求しか書かれていないのです．しかし，私たちは健康や幸福と聞くともう知っているかのように考えてしまっていませんか．

　似た言葉に QOL（Quality of Life）があります．生活の質といわれるのですが，果たして生活の質とは何でしょうか．そうすると QOL 評価表などで評価すればわかると思われるかもしれませんが，評価表も作成した人が項目を掲げているだけで，他の要素もあるのです．生活とは何か？　質とは何か？　この 2 つの質問にうまく応えることができるのでしょうか？　面白いことに私たちは健康や幸福，生活の質と言われるとなんとなくわかったように思っていますが，実はまだまだ答えは出ておらず，議論がされているのです．ですので，実は何が健康で幸福なのかということはまだ確実なものはないのです．このことは私たちが評価表で評価したときに判断することに危うさがあると思うのです．たとえば健康度評価などで評価してよければ健康だと考えてしまうということです（あくまでその評価表での判断で，別の可能性もあるということです）．そうするとすべてを満たす健康の定義は難しいということになります．つまり，だれがどのような観点でその定義を述べているのかということが大切になります．

　私たちになじみがある健康の考え方としては，ICF（International Classification of Functioning, Disability and Health）があります．これは，健康状態とその構成要素に関する関係性を示しています．つまり，ICF を用いると「健康である」とは，ICF の各因子が相互作用して，

問題が軽減され，健康状態が維持されることを示します．ICF を利用して思考し，治療ならびに支援する作業療法士は ICF から考えると健康を支援する専門職であると言えます．また，ICF を基本として考えると，作業療法士が心身機能から個人因子までさまざまな因子に働きかけて健康を維持するようにしていることもわかります．しかし，先ほども述べたように ICF だけが健康に関連している考えではないことも頭に入れておいてください．よりよい生（Well-being：日本語では「福祉」と訳されることが多い）に関しては，アマルティア・センという経済学者・倫理学者（ハーバード大学教授・1998 年にノーベル経済学賞受賞）が考察しています．センは善き生（Well-being）とは何かということを考えていく中で，従来経済学で考えられていた「人は自分の利益を最大化するために合理的な行動をとる（ホモ・エコノミクス）」という考えが必ずしもそのとおりではなく，自己の利益だけでは説明できない行動（代表的な行動はケア）ということを述べています．そして，代わりに人間は多様性があって，基本的な財（お金）だけでは幸福やよりよき生を考えることができず，よりよき生のためには，人の機能（財や資源を用いて選択的に実現する人の行いやありようについての精神の働き）が重要であると述べています．そして，センはこのような機能を選択的に使うことができることを「ケイパビリティ」と述べているのです．ケイパビリティとは，人が達成しうる機能のさまざまな組み合わせの集合です．センのケイパビリティという考えから，「よりよく生きる」ということは，財をもち，置かれた環境や状況の中で，機能を発揮して，選択した行動ができるということになるのです．このことから，財をもつことだけでは幸福にならないこと，また幸福は一人ひとりの置かれた状況での行動と選択できることが必要であることになります．このことは社会活動家の湯浅誠が，『どんとこい，貧困！』（理論社，2009）でも同じようなことを述べています．湯浅は「貧困とは，溜めのない状態である」と述べています．では溜めとは何でしょうか．それは，「お金だけでなく，頼れる人間関係もなく，精神的にも疲弊し，自信を失い，自分の尊厳を守れなくなってしまう状態」と述べています．つまり，お金がなくても溜め（たとえば人間関係）があるとそこを頼りにうまく対処できるということを指します．つまり，溜めがないということは限りなく選択肢がない状態を指します．同じようなことを自立とは何かについて，障害をもちながら研究者である熊谷晋一郎が述べています．「自立は，依存先を増やすこと．希望は，絶望を分かち合うこと」と述べています．

　また，心理学者の島井哲志は，『幸福の構造―持続する幸福感と幸せな社会づくり』（有斐閣，2015）で持続可能で多様な幸福の拡張―形成モデルを提唱しています（図1）．幸福が持続可能となるためには6つの要素とそれらをつなぎ合わせる ① 動機づけ・エンゲージメント，② 活動の多様性，③ 個人と活動の適合性をあげています．そして，それらが個人資源と社会資源を形成し，持続可能な幸福へとつながるモデルを提唱しています．

　いままでのことをまとめると，ICF の因子や相互作用を考えることによって，健康状態を改善し，さまざまな作業ができること，そして本人が溜めをもち，さまざまな人に依存できたり，絶望を分かち合える関係がもてることが，健康やよりよく生きるということにとって大切なことがわかると思います．

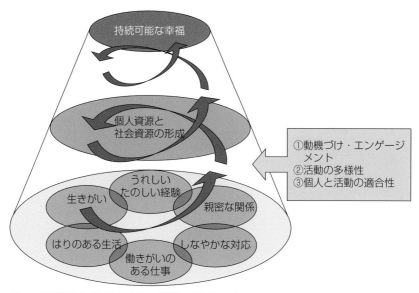

図1　持続可能で多様な幸福の拡張・形成モデル
（島井哲志：幸福の構造—持続する幸福感と幸せな社会づくり．有斐閣，2015，p252 より
引用）

　このように健康や幸福にはさまざまな考えがあります．そして人間のよりよく生きるという
ことに関して，作業療法士は，その人が必要とする，必要とされる，期待される作業を行うこ
とができるように支援するので，センの言葉を借りるのであれば，まさにケイパビリティが発
揮できることに寄与していると思われます．そして，このように考えるといままでみてきたよ
うに，作業療法士は健康やよりよく生きることに影響する作業を中心に支援する仕事であると
いうことがわかります．

　しかし反対に，作業が健康を害したり，よりよく生きることを阻害することもあります．文
化人類学者のデヴィッド・グレーバーがその著作『ブルシット・ジョブ—クソどうでもいい仕
事の理論』（岩波書店，2020）の中で紹介しています．それはロシアの文豪ドストエフスキーが
考えた最悪の拷問とは何かという問いです．皆さんは，どう思われますか．痛々しい拷問で
しょうか．ドストエフスキーによると最悪の拷問とはだれの目にも意味のない作業をいつ果て
るともなく強制することであると述べています．例として，水を一つの桶から他の桶へ移し，
またそれをもとの桶に戻すとか，砂をつくとか，土の山を一つの場所から他の場所へ移し，ま
たそれをもとへ戻すとかを無期限に強制することと書いています（時間がある人は一度自ら
行ってみるといいと思います．ドストエフスキーは 4〜5 日で音を上げると書いています）．ま
た，同じ著作で，グレーバーは，リリアンという人が仕事に関して，いかに自分の仕事に意味
がないかを述べることを通じて，その無意味さが人の健康状態やよりよく生きることを阻害す
ることを述べています．その一つの原因としてグレーバーは，「筋書きの欠如」をあげていま
す．つまり，自らに起きていることを自分が納得できるストーリーにすることができないとい
うことです．このようなときに私たちは，自らのみじめさと向き合うことになると述べていま

す．そして，このことは多くの障害をもたれた方が，その障害にもかかわらず，健康でよりよく生きるためには，自らの人生にストーリーをもつことができることを示しています．

　また，作業療法士はよく生きがいという言葉を使います．しかし，生きがいとは何でしょうか？　これもなかなか難しい問題です．皆さんはどのように考えておられますか．『じみへん』（小学館）という漫画があります．その中の話なのですが，世界征服をもくろむキラー様が部下の相談にのるという作品があります．その中で部下は，「世界征服しても結局いつかは死ぬから生きることに意味があるのか？」とキラー様に問いかけます．そこでキラー様は，「生きていることに意味はないんだよね．でも日々の生活の中に喜びを糧に生きていくことができる．そして，もう一歩踏み込むと，喜びというのは結果ではなく，過程なんだ」と述べています．つまり，生きがいとは日々の生活の喜びということになります．また，『生きがいについて』（みすず書房，2004）を執筆した神谷恵美子は，ハンセン病の人々との交流の中で，生きがいについて考察しています．それは，① この世で生かされている幸せを感じとれるかどうか，② 現世に生を受けた僥倖（幸せという意味です）をかみしめることができること，③ 与えられた生を全うしながら誠実に一生懸命生きていくことと述べています．そして，もし生きがいを感じることができなければ，他者への貢献ができることを探ることを進めています．

　これらのことから考えると生きがいをもつためには，自分のやりたいことをできるようになるだけでなく，他者や社会に貢献できるということが生きがいを作り出すということがわかります．このことを民俗学者の六車由実が新聞のコラム（静岡新聞夕刊，令和元年9月12日）で述べています．それは，六車が運営しているデイサービスで，全盲の男性の一言を伝えています．「ここにきてからおれは生きていると思えるようになった」と．そして，続けます．「もちろんいままでも生きてきたさ．だけどただ生きてきただけ，ここに来てまた生きてみようという気になったんだ」と．六車はなぜ男性が生きていこうという気持ちになったのかを次のように述べています．「つながりを感じられる仲間ができたこと，その仲間と安心して議論や対話ができる場があったこと．そしてそういう場を創ることに男性も主体的に参加していたこと」と．ここにも神谷が述べるように他者や社会のために貢献し，自らも主体的に参加していることが述べられているのではないでしょうか．哲学者のハンナ・アレントは『人間の条件』（ちくま学芸文庫，1994）で，このことを労働と仕事ということで分けています．労働が動物的な生存のためであるのに対して，仕事は世界に永続するもの（つながっていくもの）という人間的なものであるといっています．このように生きがいとは世界とのつながり，その永続に寄与できるものが生きがいということになります．また，カナダ作業療法士協会の『作業療法の視点—作業ができるということ』にも同じようなことが書かれており，序文でクラインという人が「映画作りは私が以前からもっている技能や経験を必要とし，さらに新しい多くの適応を必要とするものでした．役に立つものでした．私の体以外の広い世界と私が再びかかわりをもつことでした．外に出ること，公共の場に顔を出すことに焦点がありました．私が何かをつくり出す人間であることを確かめるものでした．私は自己の感覚を再び得ることができました」と述べています．

　また，自分らしさということがよく言われます．作業療法士というのは，その人らしい生活を支援すると言われます．でもその人らしいとはどういうことを指すのでしょうか？　私らしさというのは，他人にない個性のことでしょうか．

　発達心理学の浜田寿美男は，『「私」とは何か─ことばと身体の出会い』（講談社，1999）で「私が生まれるのは，人との関係の中で，共同注意を通じて，私の中に他者の視線を取り込み，その他者の視線で他者から見る視点を獲得することによって，私というものが生まれる」と述べています．つまりこの世界に私があるということは，他者の存在なしには難しいということになります．また，哲学者の鷲田清一も，『じぶん・この不思議な存在』（講談社現代新書，1996）で「本来自分らしさはなく，自分らしさというアイデンティティは，各人が自分に語って聞かせることであり，それが物語だということを忘れること，そしてその物語を共有してくれる人が必要である」と述べています．また「私であるためには，私が他者の世界の中に場所を占めていなければならない」と述べています．つまり，私らしさは私の中にあるものではなく，他者との関係の中，もっというなら他者にとってかけがえのない人であることであるということです．

　このことから考えると自分のやりたい作業を行うだけでは，その人らしさにはつながらないということになります．作業を通じて，自分以外の他者に確かに自分が存在することを確認することが必要なのです．難しいことを述べているようですが，たとえば家庭の主婦が，家で料理をつくることよりも，災害ボランティアに行って料理をつくり，知らない人においしかったと言われるほうが嬉しいのはこのことからなのです．知らない人の世界に確かに私が存在したことを通じて私らしさが生まれてくるのです．このように私らしさは単純なものではなく，他者との複雑な関係の中で生まれているのです．

　いかがだったでしょうか．作業療法で当たり前のように語られる言葉も少しずつ深めていくと新たな視点が生まれてくることに気づいてもらえたでしょうか．

　次に「作業に焦点を当てた治療，指導，援助」を考えていきましょう．この内容の註釈には，「作業に焦点を当てた実践には，心身機能の回復，維持，あるいは低下を予防する手段としての作業の利用と，その作業自体を練習し，できるようにしていくという目的としての作業の利用，およびこれらを達成するための環境への働きかけが含まれる」と記載されています．作業に焦点を当てたということを考えていきましょう．焦点を当てるとはどういうことなのでしょうか．焦点とは『新明解国語辞典』（三省堂）によると，「注意・関心が集まる中心点や問題点」と説明されています．これらのことから，作業に中心的な関心をもつという意味になります．つまり，人が行う作業にその注意を寄せるという意味になります．したがって，作業療法士は，「作業に最大限の関心を寄せる実践ということになります」．そうすると，作業とは何かということになります．皆さんは作業についてどのように考えておられますか．

　英語では作業療法を Occupational Therapy と表記されますよね．Occupational の名詞である Occupation から考えてみましょう．Occupation は『ジーニアス英和辞典』（大修館書房）によれば，1. 職業，仕事，職，業（種）2.（土地・家などの）占有，居住；（軍隊による）占領，

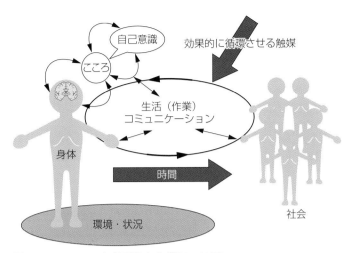

図 2　Occupation から考えた作業について

占拠　3.（仕事・趣味などとして）従事すること，暇つぶしの仕事と記載されています．このような辞書に意味が出てきたら，そのままを受け取るのではなく，これらの意味に共通するものを考えるとよりそれぞれの訳語の共通するものが見えてきます．皆さんも考えてみてください．共通点をあげることはできましたか．では順番にみていきましょう．まず職業，占有，居住，占領，従事するに共通するのは場所です．場所はすべての意味に必要とされていることがわかると思います．どこで仕事をしているのか．どこを占有しているのか．どこに居住しているのか．どこを占領・占有しているのか．どこで従事しているのか．とすべてに当てはまりますよね．こんな方法でさらに共通点を探っていくのです．場所の次は，何かを行うこと，それも目的をもった行動である．これも，すべての意味に当てはまる（すべてをあげているととても長くなるので自分で確認してください）．そして，そもそもそれを行う人がいる．また，その人がもっている機能や力があります．しかも作業を行うときには精神機能や身体機能が目的に応じてまとまって能力として働きます．そして何かを行ったら結果（目的）が生じる．また，生じた結果を理解するフィードバックが生じます．そしてフィードバックから得た経験を生かして予測するフィードフォワードが必要となります．また，目的を達成するためには道具や協力してくれる人が必要です．そして，最後に時間です．要点だけ書き出すと，1. 場所，2. 目的行動，3. 人の機能と作業による協調した働き，4. 結果，5. フィードバックとフィードフォワード，6. 道具や協力する人々，7. 時間となります．まだまだ共通点があるのかもしれませんがとりあえずこれくらいにして，それぞれの関係性を考えてみましょう．そして考えられたのが図2になります．私たちはこのような Occupation を日々行うことによって体験し，学び，身体や心理的側面が影響し成長し，さまざまな社会的存在として生活し，さまざまな人と出会い，その交流を通じてさまざまな役割や価値を構築していくのではないでしょうか（図2）．これが Occupation の中身で "Occupation" を日本語に訳した「作業」の意味ではないかと思うのです．

　まとめてみると私たち作業療法士は，人がその環境や状況の中で作業を行うことを通じて，人と環境，作業，社会とつながるような支援を行うということになります．

　また理学療法士及び作業療法士法には，作業療法士が取り扱う応用的動作能力や社会的適応能力と書かれています．これはどのようなものを想像されますか．なんだか雲をつかむようなことになりませんか？　教科書やホームページには，基本的な運動能力（心身機能）から，応用的動作能力（食事・トイレ・家事といった日常の生活で必要な活動），社会に適応する能力（地域への参加・就労・就学）と書かれたりしていますが，これは，単に対応を述べているだけで，そもそもどういう意味なのかということは書かれていません．

　ではどう考えればいいのでしょうか．これは応用的動作能力なら「応用的」と「動作能力」という2つ，社会的適応能力は「社会的」と「適応能力」という2つの単語がくっついているのでこれだけで考えるのが難しくなります．このようにわからないことに出会ったら，なんとなくわかったふりをするのではなく，少し立ち止まって，自分が解けそうな問いまでサイズをダウンすることが大切です．では，「応用」を考えてみましょう．「応用」とは『大辞林』（三省堂）によると，「理論やすでに得た知識を，具体的な個々の事例や他の分野の事柄に当てはめて用いること．また，相手やその状況に合わせて変化させること」と説明されています．ちなみに英語で「応用」は"application"です．応用という言葉も英語になると親近感がわきませんか．皆さんが使われているスマートホンの「アプリ」と同じ言葉なのでお馴染みですよね．ちなみに"application"の語源は「～に重ねる」という意味になります．スマートホンのアプリは皆さんのしたいこととスマホの機能が重なるように作られています．たとえば，天気を知りたいな（私の思い）と気象庁の予報や気象の知識をつなげてくれる．それも私にとってわかりやすい形でつなげてくれるのです．こう考えると「応用的動作能力」とは，「さまざまな状況に合わせて，動作能力を変化させていくこと（重ねていくこと）」となるのではないでしょうか．では，「動作能力」とは何を指すのでしょうか．ここでも2つに分けて考えてみましょう．まず「動作」です．『大辞林』によると「事を行うために体を動かすこと．また，その時の体の動き」と書かれています．何かをしようとするとき（意図や目的）のために体を動かすことということになると思います．そして，「能力」とは，『大辞林』によると「物事を成し遂げることのできる力」と書かれています．これらを合わせて考えると，動作能力とは，「ことを成し遂げるために体を動かすための力」ということになります．これでようやく，すべての単語が揃いました．「応用的動作能力」とは，「さまざまな状況に合わせて，ことを成し遂げるための動作ができる力」と考えることができるのではないかと思います．

　では，「社会的適応能力」を考えてみましょう．「社会」を考えてみましょう．『大辞林』によれば，「社会」とは，「生活空間を共有したり，相互に結びついたり，影響を与えあったりしている人々のまとまり．またその人々の相互の関係」と書かれています．次に「適応」を考えてみましょう．『大辞林』では「適応」とは，「ある状況に合うこと．また，環境に合うように行動の仕方や考え方を変えること」とあります．これを読んでいると，どこかで聞いたことがある文章に似てますね．「能力」は先ほど調べました．そうすると，「社会的適応能力」とは，「生

活空間を共有する人々の相互関係に合うように行動や考え方を変える力」となります．

　ここまでくると「応用的動作能力」と「社会的適応能力」がどちらもよく似ていることに気づかれたのではないかと思います．合わせて考えると「**さまざまな状況や生活空間を共にする人々の変化に合わせて，ことを成し遂げるための動作や考えを変えていく力**」と言えると思います．また，理学療法士及び作業療法士法には「応用的能力及び社会的能力の回復」と書かれているので，作業療法はこのような「さまざまな状況や生活空間を共にする人々に合わせて，ことを成し遂げるための動作や考えを変えていく力」を使うことができるように回復を目指していることになります．ただし能力という考えはとても大切ですが，問題もあります．これについては別の機会に触れていきます．

　まとめると，自分自身の心身の働きとしての障害と社会的障壁の相互作用によって著しく社会生活に問題が生じた人に対して，場所を占め，時間を占め，目的があるさまざまな作業を用いて，さまざまな状況や生活空間を共にする人々の変化に合わせて，ことを成し遂げるための動作や考えを変えていく力の回復を目指し，結果として作業ができるようにすることが作業療法の目的となります．

　では，場所として医療，保健，福祉，教育，職業などの領域についてはいかがでしょうか．これは一見単なる活躍する場所のように書かれていますが，それぞれ，背景とする法律と目的が異なります．まず医療は医療法が基本となって行われることです．医療法の第一条の二には次のように書かれています．「医療は，生命の尊重と個人の尊厳の保持を旨とし，医師，歯科医師，薬剤師，看護師その他の医療の担い手と医療を受ける者との信頼関係に基づき，及び医療を受ける者の心身の状況に応じて行われるとともに，その内容は，単に治療のみならず，疾病の予防のための措置及びリハビリテーションを含む良質かつ適切なものでなければならない」．この法律で述べられているのは，治療および疾病の予防，そしてリハビリテーションが目的であるということです．そして，多くの国家資格をもった医療の専門職がそれぞれの専門性を発揮しているということです．ですので医療における作業療法も主に疾患や障害の治療や障害の回復やリハビリテーションがその仕事の目的となります．

　では保健はどうでしょうか？　保健に関する法律はいろいろとあるのですが，地域保健法を見てみましょう．この法律の第二条に次のように書かれています．「地域住民の健康の保持及び増進を目的として国及び地方公共団体が講ずる施策は，我が国における急速な高齢化の進展，保健医療を取り巻く環境の変化等に即応し，地域における公衆衛生の向上及び増進を図るとともに，地域住民の多様化し，かつ，高度化する保健，衛生，生活環境等に関する需要に適確に対応することができるように，地域の特性及び社会福祉等の関連施策との有機的な連携に配慮しつつ，総合的に推進されることを基本理念とする」．つまり，保健は地域住民の健康の保持・増進が目的なのです．ここが疾患や障害の治療や回復を目指す医療とは異なる目的であることがわかります．

　次に福祉はどうでしょうか．ここでは身体障害福祉法を参考にしてみましょう．この法律の第一条に次のように書かれています．「この法律は，障害者の日常生活及び社会生活を総合的に

支援するための法律（平成十七年法律第百二十三号）と相まって，身体障害者の自立と社会経済活動への参加を促進するため，身体障害者を援助し，及び必要に応じて保護し，もって身体障害者の福祉の増進を図ることを目的とする」．もう読んでみてわかると思いますが，福祉の目的は，自立した生活と社会経済活動が目的です．もともと福祉とは well-being と訳されます．よりよく生きる，よりよく存在する，という意味になります．つまり人間らしく生活するということが目的となります．

次に教育をみてみましょう．ここでは教育基本法をみてみましょう．第一条には教育の目的が書かれています．「教育は，人格の完成を目指し，平和で民主的な国家及び社会の形成者として必要な資質を備えた心身ともに健康な国民の育成を期して行われなければならない」．そして，第二条にはその目的を達成するために教育の目標が書かれています．

「教育は，その目的を実現するため，学問の自由を尊重しつつ，次に掲げる目標を達成するよう行われるものとする．

一　幅広い知識と教養を身に付け，真理を求める態度を養い，豊かな情操と道徳心を培うとともに，健やかな身体を養うこと．

二　個人の価値を尊重して，その能力を伸ばし，創造性を培い，自主及び自律の精神を養うとともに，職業及び生活との関連を重視し，勤労を重んずる態度を養うこと．

三　正義と責任，男女の平等，自他の敬愛と協力を重んずるとともに，公共の精神に基づき，主体的に社会の形成に参画し，その発展に寄与する態度を養うこと．

四　生命を尊び，自然を大切にし，環境の保全に寄与する態度を養うこと．

五　伝統と文化を尊重し，それらをはぐくんできた我が国と郷土を愛するとともに，他国を尊重し，国際社会の平和と発展に寄与する態度を養うこと」．

このように教育は一人ひとりの個人が成長すること，そして社会に寄与することを目的としていることがわかります．

最後に職業です．これに関しては憲法の第 27 条に次のように書かれています．「第二十七条　すべて国民は，勤労の権利を有し，義務を負ふ」．この条文は不思議な条文で，権利と義務が同居している条文です．つまり，だれもが労働者になる権利があり，義務として行わなければならないということです．つまり，自らの仕事を通じて社会に貢献することが求められているということです．そして，そのために職業に必要とされる知識や技術を身に付ける必要が求められるのです．このように考えるとこれらの領域は，図 3 のようにマトリックスで考えることができます．

このようにマトリックスで考えると，それぞれの領域の作業療法の目的が異なることがよくわかると思います．作業療法といってもそれが行われる場所や状況によって，目的が異なることがわかります．つまり，作業療法でもそれぞれの領域によって，扱う内容も知識も，技術，連携する人も異なるということです．このような幅の広さが作業療法にはあるのです（ただ，この幅の広さは作業療法だけではないことに気づいてください．多くの仕事はその仕事に多くの幅をもっています．たとえば医師や看護師も多くの領域で活躍しています）．そして，その中

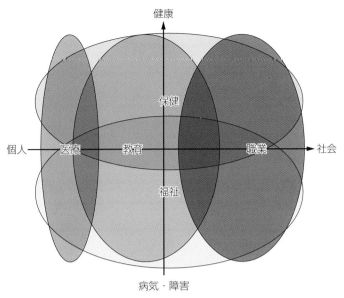

図3　個人と社会，健康と病気・障害のマトリックス

の一つを特定して作業療法の仕事であるということもできないのです．神学者の森本あんりは
『異端の時代　正統のかたちを求めて』（岩波新書，2018）で，異端であること，正統であること
を考察していて，正統であるということは，寛容で境界がはっきりしていないこと，反対に異
端とは不寛容で境界がはっきりしていることであると述べています．このことから考えると，
これこそが作業療法であるという主張と他の主張を排除するような姿勢をもつことは，その人
たちは自らを正統と思うのでしょうが，実は異端である可能性が高いのです．だから私たちは
この境界線がぼやけていることを受け入れる必要がありますし，さまざまな作業療法があるこ
とを理解していく必要があります．これでようやく協会の定義や法律に記載されている内容を
考えることができました．一つのことを説明するのはとても大変ですよね．でもこうやって一
つひとつ理解していくといろいろなことがつながってきて，おぼろげだった知識もはっきりし
てくるのでいいと思います．ぜひ皆さんもチャレンジしてください．

第3章　リハビリテーションの意味

　では次にリハビリテーションについて考えていきましょう．なぜならそれは，作業療法や理学療法などの基本の思想となるからです．基本の思想とは私たちが必ず立ち還らなければならない考えであり，作業療法が良い結果を出せたかどうかの判断も，この考えに則っているかどうかということだからです．だからリハビリテーションとは何かを考える必要があるのです．では，少しずつみていきましょう．

　リハビリテーションはさまざまなところで定義されています．たとえば，世界保健機関（World Health Organization：WHO）の定義（1981 年）は，「リハビリテーションは，能力低下やその状態を改善し，障害者の社会的統合を達成するためのあらゆる手段を含んでいる．リハビリテーションは障害者が環境に適応するための訓練を行うばかりでなく，障害者の社会的統合を促す全体として環境や社会に手を加えることも目的とする．そして，障害者自身・家族・そして彼らの住んでいる地域社会が，リハビリテーションに関するサービスの計画と実行に関わり合わなければならない」と述べられています．この定義によればリハビリテーションの目的は，障害者の社会的統合で，そのための手段として能力低下の状態の改善と環境や社会に手を加えること，そして社会的統合を成し遂げるために地域社会がかかわる必要があることが述べられています．ここでいう社会的統合とはなんでしょうか．この本では，わかったふりをしないことを大切にしたいので，考えていきましょう．『明鏡国語辞典』（大修館書房）によれば，社会的とは「社会に密接な関係をもつさま」とあり，統合とは「二つ以上のものをまとめ合わせて一つにすること」と述べられている．そうすると社会的統合とは，健康といわれる人が生活する社会と障害者が生活する社会が分断されていると考えて，それを合わせてお互いが生活する世界を目指しているというイメージが出てきます．最近はこのように統合することはソーシャルインクルージョンと言われています．これは，生活しているさまざまな人々を包摂していく（誰もはじくことなく共に生活する）という考えです．最近では SDGs（Sustainable Development Goals：持続可能な開発目標）が国連サミットで採択されています．ここでは国連加盟 193 カ国が 2016 年から 2030 年の 15 年間で達成するために掲げた目標が掲げられています．17 の目標が立てられています．

1. 貧困をなくそう（No Poverty）
2. 飢餓をゼロに（Zero Hunger）
3. すべての人に健康と福祉を（Good Health and Well-Being）
4. 質の高い教育をみんなに（Quality Education）
5. ジェンダー平等を実現しよう（Gender Equality）

6. 安全な水とトイレを世界中に（Clean Water and Sanitation）

7. エネルギーをみんなにそしてクリーンに（Affordable and Clean Energy）

8. 働きがいも経済成長も（Decent Work and Economic Growth）

9. 産業と技術革新の基盤をつくろう（Industry, Innovation and Infrastructure）

10. 人や国の不平等をなくそう（Reduced Inequalities）

11. 住み続けられるまちづくりを（Sustainable Cities and Communities）

12. つくる責任つかう責任（Responsible Consumption and Production）

13. 気候変動に具体的な対策を（Climate Action）

14. 海の豊かさを守ろう（Life Below Water）

15. 陸の豊かさも守ろう（Life on Land）

16. 平和と公正をすべての人に（Peace, Justice and Strong Institutions）

17. パートナーシップで目標を達成しよう（Partnership for the Goals）

リハビリテーションはこのような目標にも関与しているのです．特に1〜5, 8, 10, 11, 16 はリハビリテーションが直接関与できる目標であると思われます．

ではもう一つ，地域リハビリテーション支援活動マニュアル（1999年）の定義をみてみましょう．「リハビリテーションとは，医療保険，介護保険でのサービスのひとつであるとともに，技術であり，ひとつの思想でもあります．またリハビリテーションは，医学，教育，職業，社会などきわめて多角的なアプローチを必要としています．さらにリハビリテーションとは何よりも**人権**の問題であり，本来，障害者に国や社会が恩恵，慈悲として人権を付与するものではありません．人が生まれながらにして持っている人権が，本人の障害と社会制度や慣習・偏見などによって失われた状態から本来のあるべき姿に回復させるのがリハビリテーションです」．また長い引用になってしまってすみません．今回の定義によれば，リハビリテーションとは，サービス・技術・思想であり，さまざまなアプローチが必要で，何よりも人権の問題と述べています．そして，本来のあるべき姿とは本来もつべき人権を回復させることだといっています．

いままでのことを合わせて考えるとリハビリテーションとは，社会的統合を目指しながら，人権の回復を目指し，手段として医学，教育，職業，社会などさまざまなアプローチを行うことということになる．これは，前章でみた応用的動作能力や社会的適応能力で考えたことによく似ていないでしょうか？　そして，将来的にSDGsの目標に寄与できることであると思われます．

では，人権の回復とはどういうことを指すのでしょうか．私が人権について考えるきっかけとなったのは，映画『レナードの朝』（1990）です．あるシーンで医師（セイヤー）が慢性期の病院に就職が決まり，各病棟を巡って患者に話しかけているシーンが登場します．テレビの前でたたずんでいる男性にセイヤー医師が話しかけたとき，男性は次の言葉を荒々しく伝えます．「1911年ニューヨーク生まれ，1955年の7月，その前はブルックリンの神経科センターに入っていた．その前は人間であった！」何気ないせりふなのですが，一番目を引いたのは最後

の「その前は人間だった」というセリフです.

　その人は何の病気や障害を抱えているかはわからないのですが, セリフを言った後セイヤー医師を追いかけていたので, 目立った身体機能などに問題があるように思えませんでした. ではなぜ, その前は人間だったと発言していたのでしょうか. それは人間として扱われていないという感覚や思いをもっていたからではないでしょうか. この問いは非常に重要な問いだと思います. ちなみに映画『レナードの朝』の最後には有名なダンスシーンがあります. そこでも尊厳のある対応を見ることができます.

　人間として扱われる, 尊厳をもった対応とはどのようなことを指すのか. リハビリテーションを考える際にはこのことがとても大切だと思います. 先ほどの男性患者は身体機能や精神機能が回復し, さまざまな日常生活ができたとしても, 最後に人間として尊厳ある対応がなければ回復したとはいえないし, 本人自らがそのように感じることが大切なのではないでしょうか.

第4章　人間の権利と尊厳

　では人間の権利とはどうやって構築されてきたのでしょうか．このことはリハビリテーションを考えるうえで非常に重要です．なぜなら多くの障害をもたれた方は，日常生活が思うようにならないこと以上に自分たちが尊厳をもって社会の中で暮らしているのかということをいつも大切にしておられるからです．

　いま私たちは日本国憲法によって人権を保障され自由を手にして，日々の生活を送っているので大きな問題を感じません．しかし，私たちの生活にもときどき権利の問題として浮かび上がることがあります．病院の現場などでは，治療方針について十分な説明がないなども権利の問題になります．あるいは，障害が故に住居を借りられないなどさまざまな偏見や差別が権利の問題となります．学生の皆さんは自分には関係ないと考えがちなのですが，そんなことはありません．たとえば成績不良者がみんなの前で名前を呼ばれたり，学生というだけできちんと対応してもらえないことも該当します．これらのように，どこかで自分自身を別物にされ，異なるものとして扱われていて，ましてや迷惑であるという評価がされるときがあるのです．そこに同じ人間として扱われていないということが，生じているのです．

　では，同じ人間とは，何を指すのか．リン・ハントという歴史学者は，『人権を創造する』（岩波書店，2011）で「18世紀まであらゆる人が等しく道徳上の自立性をもち得るとは想像されていなかった」と述べています．つまり18世紀までは，同じ人間であるという考えはなかったということなのです．ではなぜ18世紀以降に人権という考えが広まったのでしょうか．そしてなぜあらゆる人が等しい人と理解されたのでしょうか．リン・ハントは，著作の中で「私たちが同じ人間であるということを見い出すきっかけになったのは崇高な人権に関する定義ではなく，絵画や小説，演劇などが普及し，同じ小説を読んだりして，いろいろな人が同じ場面で感動したりすることを通じて，さまざまな人の感じ方や考え方は実は共通したものがあるからではないか」と述べています．つまり人権は理論や理念があったにせよ，それが人々に理解されていくためには，身体を通じた感情の共有性が同じ人間であるという感覚をもたらしたということなのです．わかりやすく言うと，「私たちは同じようなことに泣いたり笑ったりする感情があるからだをもっている．だから同じ人間である」ということになります．この身体と感情の共有性こそが，あったことのない人や生まれた場所が違ってもおおよそ同じ身体と感情をもつことになり，同じ人として理解され，同じ身体や感情をもつ人間として尊重されることになるのです．だから私たちはどうやら同じ話を聞いたりすると感情移入してしまうのです．それが，たとえ映像でも小説という文字でも，アニメという架空のものであっても，映画の中のロボットの感情を読み取り，同じ人間のように理解してしまうのです．

　でも私たちは反対のことも知っています．私たちにそれぞれ違いがあるということも，また事実なのです．遺伝情報，身体，経験や価値観など，私たちは一人ひとり違うものをもっています．このように考えると，細かくみると違いがある個人が実は同じような知覚や感覚をもっているのではないかということを信用することが権利の始まりではないかと思うのです．

　つまりこれは相互承認のプロセスなのではないかと思うのです．このことをフランスの哲学者のリオタールは『人権について―オックスフォード・アムネスティ・レクチャーズ』（みすず書房，1998）の中の「他者の権利」という論文で「人間が同類になる条件とは，すべての人間が他者の姿を自分の中にもっているという事実です．人間が共有する類似性は互いに異なっていることの結果として生じるのです」と書いています．

　このようなことを言葉にしたのが人権宣言などに表現された抽象化された文章なのではないかと思うのです．しかし，その前に私たちの感覚や感情・身体が人権というものの基礎となっていることを忘れてはならないと思います．ここまでくると映画『レナードの朝』のセイヤー医師にいきなり話した人が言っていたこと「その前は人間だった」がわかるのではないでしょうか．つまり医療にかかり，入院する前までは，同じ人間として扱われ，自らもさまざまな人と感覚や感情を共有できていて，そして人と異なることも尊重されていた．しかし，入院したことから，同じ感情・感覚をもつ人間として扱われてこなかったのではないでしょうか．そして別のものではなく同じものとして認識・理解してほしい，そんな切なる訴えとしての言葉だったのではないでしょうか．

　以前の文章で「リハビリテーションとは，社会的統合を目指しながら，人権の回復を目指し，手段として医学，教育，職業，社会などさまざまなアプローチを行うことということになる」と述べました．これを先ほどまでの権利に関するものと合わせると，リハビリテーションの目標は同じ人間としての地平を基盤として，それぞれ異なる人として社会の中で生活することを目指すということではないかと思うのです．

第5章 「精神障害」について

第1節 精神障害とは

　皆さんは精神障害についてどのように理解されているのでしょうか？　実はなかなか「精神障害」の理解は難しいのではないでしょうか？　ここでは，このことから考えていきましょう．

　皆さんは「精神障害」についてもう学校で学ばれましたか．あるいはどんなところでこの言葉を耳にしたりしますか．事件などで耳にする人もいるかもしれませんし，報道番組などで「うつ病」の特集があって視聴したり，新聞やインターネットで「認知症」のことを読んだり，「自閉症」などの「発達障害」という言葉で聞いた人もいるかもしれません．そして，皆さんはどんなイメージをもっていますか．「怖い」，「何をするかわからない」と思っている人もいるかもしれません．皆さんのこのような考えをいますぐ否定する必要はありませんが，皆さんはどこからこのようなイメージが出てきたのかということ，なぜそんな感情をもつのかについて，考え，思いとどめておいてください．それは，これから精神科作業療法を考えていくときにとても大切になります．なぜなら，これから話す精神障害の話を聞いても心の奥底で，「偏った視点」や「精神障害に対する自分の考え」をもつことが，相手のことを知る「評価」や「目標」，「実施計画」を考えるときに大きく影響するからです．特に私は精神科作業療法では，疾患や障害が目に見えないぶん大きな影響をもたらすと考えています．たとえば「精神障害は純粋な人が，ストレスに耐えきれなくて病気になったので，もともとは素朴な人々なのだ」という人がいるかもしれません．これは，病気や障害と性格傾向を結びつけて考えています．本当に純粋な人が精神疾患になるのでしょうか．では，次の例はどうですか．「インフルエンザは，純粋な人が，ストレスに耐えきれなくて病気になったので，もともとは素朴な人々なのだ」こう考えると変なことに気づきますよね．インフルエンザと性格傾向は関係がないからです．これは現象を相関関係ととらえるのか？　それとも因果関係としてとらえるのかの違いになります．因果関係を証明するためには逆も可能でないといけません．この場合，素朴な人はすべてインフルエンザになるということです．こんなことはあり得ませんよね，でも私たちは，前者は問題と感じることがなく，後者は問題と感じるのです．ということは，私たちの多くが，精神疾患はもともとの性格傾向などが大きく影響しているのだと考えていることになります．でも素朴な人や純粋な人（何をもって素朴や純粋と定義するかは難しいですが）がすべて精神障害になるとは限らないからです．でも私たちは，言い伝えのようなことを信じてまことしやかに人に説明したりしています．ですので，できるだけ，現在いわれている精神障害の理解を更新する必要があります（このことは，いろいろなところに出てきます．皆さんも気づいて，その話が

本当か確認してください）.

　では精神障害とはどのような状態を指し，どのような治療法があるのでしょうか．また，私たちは精神障害を不治の病だと考えがちなのですが本当でしょうか．そのあたりも，お話しできればと思います．また，ここでは精神科の疾患についての詳細やその治療・対応にはふれていません．それらは多くの教科書や本を参考にしてください．あくまで精神障害を理解するうえでの基本的な考えを述べています．

　さて，始める前に確認しておきたいことがあります．それは，物事を理解するときの視点です．私たちがどのような立ち位置でそのものを見ようとしているかということです．これを常に考えておくことはとても大切です．自分の見方に偏りがないか，他に見るべきことがないか，を考えることができます．そうやって自己批判することを通じて徐々に理解が深まります．この本でもできるだけ視点を明示できるように心がけます．

　では進めていきましょう．精神障害は「こころの病」といわれることがあります．でもよくわからないですよね．こころは実態がないのでなかなかピンとこないかもしれません．学校でいきなり，「統合失調症」の特徴は幻覚・妄想などの陽性症状や意欲がなくなるなどの陰性症状といわれてもピンときません．これらはこころに起きている状態なのです．ですので，まずこころについて少し理解しておく必要があります．ではこころは何からできていると思いますか．「脳」と答える人が多いと思います．これは本当でしょうか．確かに脳はさまざまな情報処理をしていますし，失語症や半側空間無視などを引き起こします．また認知症では，萎縮する場所によって性格が変化したりすることもみられます．「だから，脳がこころをつくっているのだ」ということになるかもしれませんが，でもそうなのでしょうか．「脳」は「こころ」かという問いは，実はとても難しい問いです．脳は実質が目に見える物体ですし，こころは目に見えない実態のないものです．専門的には「心脳問題」ということになり，まだまだ結論は出ていません．ですから，脳とこころの関係はまだまだわかっていないのです．たとえば，精神科医の中井久夫は，『看護のための精神医学　第2版』（医学書院，2004）で，一見精神症状が活発になったようにみえる人（奇妙な儀式のような手ぶりをし，人格が崩壊したように感じた）が，実は脳炎によるものであったことを述べています．また精神科医の松本俊彦は，『誰がために医師がいる―クスリとヒトの現代論』（みすず書房，2021）で，大量薬物服薬を行ったような昏睡状態で運ばれてきて診断の結果，脳炎と判断されていた患者さんが，その後精神科でまた出会い，本人が説明できない自傷行為があり，丹念にその背景を聞いていくとそこには，生活背景に言葉を失うほどの暴力と痛みとしてのトラウマの物語があったことを書いているのです．また精神科医の糸川昌成も『弱さの研究―弱さで読み解くコロナの時代』（くんぷる，2020）で，脳機能だけでは説明できない事例を挙げています．このようにこころと身体，脳は単純な結びつきではないことが理解できると思います．

　中井久夫は，前出の著作で精神障害がわかりにくいこととして，中枢疾患であること，原因不明であることを理由として述べています．また，こころから考えると身体に到達しないこと，身体からはこころに到達できないことが書かれています．まるでコインの表と裏みたいな存在

であるといわれています．また中井久夫は臨床心理学者の河合隼雄の言葉を引用していて，「精神疾患とはこころと身体の間の病気」というたとえをしています．精神科医の春日武彦は，『はじめての精神科　第3版』（医学書院，2020）で「脳に障害があり，優先順位を間違い，常識的な行動」ができなくなっている状態と述べています．いかがでしょうか．そうそうと思っている人もおられるでしょうし，思っていたのと違うと思う人もいるかと思います．しかしそこが大切なのです．たとえば精神病をその人らしさでとらえている人は，その人とは何かという理解をしてしまう可能性があります．脳機能や認知機能が精神疾患の原因と考えている人は，脳機能や認知機能を中心に考察しようと思います．ここで大切なことは，どこかに原因がありそうと仮説を考えているのは私たちセラピストであるということ，そして，私たちの仮説と本人が病や障害で大変な思いをしていることとは別であるということです．何度も言いますが，いまのところ精神障害に対するさまざまな説はあくまで仮説であるということ，以前も書きましたが，相関関係があるということであり，因果関係ではないということです．この考えを前提にしておくことは非常に大切です．なぜなら，先ほども言ったようにさまざまな説が精神科で語られ（しかも専門家でも），まるで因果関係のように語られ，さまざまな治療が行われてきたからです．特に精神科においては多いと思います．

そのときの人たちはその仮説に基づいて正しいことをやっているつもりでも，患者さんには害になっていることもあるのです．私たちが特定の理論や仮説を正しいと思うことは大切ですが，因果関係まで考えてしまうことは抑制しなければなりません．中井久夫も述べているように，人間は原因好きであり，原因を理解するとほっとするということ，また原因さえ取り除けばうまくいくという考えになってしまいがちだということです．なぜこんなふうに考えてしまうのでしょうか？　私はその一つに私たちの病の体験があるからだと思います．私たちは風邪をひいたり，頭が痛くなったりします．そして，生じた不快な症状の軽減に向けて，原因を除去するか，症状を緩和するために対処します．そして，回復して日常生活に戻ってきます．このような体験を経て，私たちは病に対する基本的な思考パターンをつくり上げていると思います．そうすると，これらの体験を精神疾患や精神障害をもたれた方に適用することになります．しかし，考えなければならないことは，このような私たちの体験したことと異なることが精神疾患や精神障害をもちながら生活している人には生じているということです．ですので，私たちが体験していることとは別のことが目の前の人に起きているということを理解しておく必要があると思います．私たちが想像できない形で世界を体験したりしているということが大切です．だからこそ，私たちには想像できない体験やそこから生じる苦しみを私たちは理解しようとしなければなりませんし，相手の話を尊重して聴いていく必要があると思います．わからないからこそ尊重できるのです．

このようにどの立ち位置から精神障害を理解しようとしているのかということがとても大切であること，そして一番大切なのは自分自身の見方に自覚的になることです．

ここで私たちが身につけないといけない視点は中井久夫も述べていますが，それは急性疾患か慢性疾患かということです．この理解はとても大切です．そして，慢性疾患であるというこ

とは糖尿病や高血圧への対処が実は参考になるということです.

　次に大切なのは,ヤスパースが『精神病理学原論』(みすず書房,1971) で述べている心因性・内因性・外因性という視点だと思います. この分類はいまではあまり使われないものになっていますが,視点をもつという点では重要です. まず外因とは,脳などの中枢神経が代謝疾患,外傷などによって,機能障害を生じて精神症状が生じるというものです. つまり外部からの力によって,神経の構造や機能に障害が生じることになります. 外因は外部の原因という意味になります. 実際,精神科の診断でもまず外因ではないかということを除外するように考えていきます. 精神科は身体と関係ないという人がいますが,それは間違いです. 精神症状はさまざまな原因によるものですから,解剖学や生理学は関係ないということではないのです. また,薬物療法などは身体療法ともいわれます. 次に心因です. 心因とは心に影響した問題から精神症状が生じたことをいいます. たとえば受験に失敗したとか,就職に失敗したなどが原因となって,自宅に引きこもったり,抑うつ的になったりすることを指します. たぶんこれが多くの人が精神的な疾患について思い描いていることだと思います. 統合失調症やうつ病などはこの心因には該当しません. ここは押さえておくべきポイントです. こころの病気と考えるとついつい心因としてとらえてしまうことがあるからです.

　次に内因です. 内因は外因による影響がないにもかかわらず中枢神経の機能障害の可能性が考えられ,可能性として,遺伝的要素によって精神症状が生じているということになります. つまり,原因が特定されないということを指します. このことを理解することはとても大切です. なぜなら統合失調症やうつ病などは,何か生活上にストレスがあって症状が発生したわけではないということです. よくストレスで統合失調症になると思われがちですが,そうではないということです. つまりストレスは引き金(トリガー)であって,原因ではないということです. このことはDSM-5の診断基準などを確認してもらってもいいと思います. たとえば統合失調症と診断されるためには統合失調症に特有の症状が6カ月以上続いていること,そしてそれらによって著しい生活障害が生まれていることとしています. 6カ月です. 一般的に受験に失敗するなどによって抑うつ的になったとしても6カ月間も持続することはありませんし,もはやきっかけとなった原因によるものかどうかわからなくなっています. このような状態で初めて統合失調症と診断されます. このため,内因的な疾患を心因的に理解することはできないことになります. このストレスができる心因となった原因を取り除き,ストレスを除去することが,病の回復に役立つわけではないということになります. つまり,本人の中枢神経などに何らかの問題が生じている可能性があるということです. そして,このことは精神疾患の症状や認知機能などを正しく理解する必要があるということになります. そして,私たちが精神的な問題をもつときとは異なることを意味します. たとえば,テストに失敗して落ち込んだときに,生じたストレスからの影響を少なくするために,食事に行ったり,カラオケに行ったりしますし,人に話を聞いてもらったりします. そしてそうするうちに原因がなくなったり,時間とともにストレスが減弱したりして,生活を継続することができます. しかし,内因性の精神疾患はこの方法だけでは解決できないことを意味します. これは支援をするときにとても大

切になります．しかし，このような理解がまだまだされていない場合が多く，心因的な対応で支援しようとする人が多いと思います．このように精神症状の原因は何かということはとても大切なことになります．原因となるものを考えることによって治療や支援の戦略も変わります．外因であれば，外部からの原因によって生じているので，中枢神経の回復が難しいかもしれません．あるいは進行していく可能性があります．このためその現状の機能低下や進行について理解していくことが重要になります．また，心因が生じた現象を取り除くことやストレスを減少させるように働きかける必要があります．心理学的な理解やアプローチが必要になります．内因は中枢疾患の機能が問題となっているので，機能障害を理解しながら，その回復を目指しつつ，生活を可能にすることが求められます．このように外因・心因・内因によって支援が変化することを理解しておいてください．

　次に大切な視点は，客観的な視点と主観的な視点です．客観的な視点とは，つまり，医療者や家族からの視点で，病状を理解する視点です．たとえば私たちは目の前の人が独り言を言ったり，私たちにはよくわからないことを聞かされると，前者を独語と判断し，後者を妄想というように専門用語で理解します．また，家族もさまざまな行動を見て，攻撃性があるとか，わがままばかり言うなどと言うときがあります．つまり，周囲から見て行動や専門用語にラベルが貼られるわけです．これは周囲からどのように理解され判断されているのかが理解される視点です．しかし，これはあくまで周囲からの視点なのです．そこで大切なのが，本人がどのように感じているのかという視点です．たとえば本人は「人にいろいろと悪口を言われて，職場にいていい感じがしない」と言っているとします．このように本人が感じている大変さを理解することが主観的な理解ということになります．この視点は非常に重要です．本人がどのような世界で生活しているのか？　どのような感じ方をしているのかということがわかるからです．そこでは本人が具体的に感じているからです．この視点は忘れないでおきたいものです．しかし私たちはついつい，目にした現象を幻聴と呼んだり，暴力的と表現することで理解したつもりになります．しかし，たとえば，足が痛くて歩くとき，階段を上るとき，しゃがむときに痛みが大きいことを感じていても，客観的な視点からは，骨折があり，疼痛があるとなります．つまり客観的な視点は万人にわかる言葉で生じている現象を集約するのに対して，主観的な視点は万人にわかることのない個別的な経験の視点です．第 6 章第 4 節でエルンスト・マッハの図を取り上げて説明しますが，その人がどのような世界を感じているのかを理解しようとする視点です．その体験は誰も共有できませんし，私たちが代わりに体験することもできません．私たちはあくまで想像をもとにその人の視点を理解しようとしているにすぎません．だからわからないということではなく，私たちの経験と対話を通じて理解していこうとする姿勢が大切です．たとえば，先ほどの例であれば，客観的には「被害妄想」と理解されるのに対して，主観的な視点では「いろいろなことを言われて被害を感じている」という本人の体験の話になります．まさにその体験が本人の生活上の苦労をつくり出しているのです．私たちはまさにそのような視点で本人が生活していることを理解する必要があります．そして，その周囲と共有できない体験が，本人を孤独にし，誰にも理解されないという考えをつくり出し，自分だけで

解決しなければならなくなり，ますます孤立する．そうすると，より周囲との共有世界が少なくなるので，さらに孤立し，独自の世界になります．これが本人の生活の苦しさをつくり出すのです．共有できる世界を他の人ともてるということが，とても大切なことであると理解されると思います．A.L. ストラウスの『慢性疾患を生きる―ケアとクオリティ・ライフの接点』(医学書院，1987) という本にも書かれていますが，誰にも理解されないことを理解することが大切なのです．そして，このように他の人から理解できない体験が本人にあるということから，本人を尊重するということが出てくると思うのです．一人の人間として尊重するとよく書かれていますが，それはたとえどのような体験であってもその人にしかその体験は生じていないということ，そのことに対する敬意なのです．

　このように精神疾患を理解するときは，さまざまな視点を通じて理解する必要があります．そして，さまざまな視点があることを知っているので，いまの視点ではみられない視点に気づくことが可能となり，視点を変えてみることができるようになるのです．皆さんもぜひ，どのような視点でみているのか，理解しようとしているのかを考えてみてください．

精神障害の回復・リカバリーについて

　精神疾患が治療して，回復することを寛解といいます．これは，病気がなくなったのではなく，病気の影響が少なくなり，生活にゆとりが出てくる状態になっているということになります．一般的な疾患では，治癒したといい，病気の原因となったことが除去されたり，一時的な機能が正常な機能に回復することを指します．しかし，精神科では先ほど視点のところで伝えたように，どのような影響で精神症状を引き起こしているのかという視点から考えると，一般的な治癒という考えは持ち込めないことがわかります．また，一般的な疾患のように元の機能や能力を取り戻すのではなく，もともと大変だった機能の状態や環境，対人関係の状態であったために，そのような状態に戻ることはとても大変なことです．ですので，精神科では，病気の影響を少なくして，新しい生活を寛（ひろい，ゆるやか，くつろぐ），解（ほどく，ときはなす）できるように支援することが目標なのです．だから私たちの治療や支援も，一般的な治療のイメージから離れて，寛解というイメージを理解するようにしてください．なぜなら，その病気や障害の回復のイメージをどのように思い描いているかは私たちの支援に影響するからです．たとえば，リナルディらは，専門家が精神障害者に否定的なイメージをもつことが，その人のリカバリーに大きく影響することを述べています．それは，私たちがどのような価値観をもっているのかが大きく影響するのです．たとえば，アドマソンによれば，家族に障害者がいないリハビリテーション専門家は，障害者がさまざまな苦労をしながらハンディキャップ（社会的不利益）の中で生活していることを軽視する傾向があることを述べています．そして，精神障害の回復をとらえるためにも，このような価値観を再考するためにも大切な概念がリカバリーです．

　ではリカバリーを考えていこうと思いますが，その前に**表1**を見ていただいて，皆さんは○か×をつけてみてください．

表1 15の誤謬

1. 精神障害を抱える人はリハビリテーションで成果をあげることもリカバリーすることもできない.
2. 薬物療法のコンプライアンスの良さは,それだけでリハビリテーションのアウトカムに大きな影響を与える.
3. 心理療法,集団療法,薬物療法等,入院患者に対する伝統的な治療方法がリハビリテーションのアウトカムにプラスの影響を与える.
4. 環境療法,トークンエコノミー,行動療法等の革新的入院治療が,リハビリテーションのアウトカムにプラスの影響を与える.
5. 病院内の仕事療法は,就労のアウトカムにプラスの影響を持つ.
6. 期限付きの地域処遇は,期限付きの入院治療よりリハビリテーションのアウトカムを良くする.
7. 精神障害を抱える人は,地域ベースの処遇を十分に活用する.
8. 処遇の方法より,処遇を受ける場所のほうが重要である.
9. 精神症状が将来のリハビリテーションアウトカムと高度に相関している.
10. 将来のリハビリテーションアウトカムに関しては,本人の診断名が重要な情報を提供してくれる.
11. 本人の症状と技能の間には,相関関係が存在する.
12. ある種の環境(例:住居)において機能する能力は,他の種類の環境(例:職場)において機能する能力を予測する.
13. リハビリテーションアウトカムは,専門家が正確に予測できる.
14. 当事者のリハビリテーションアウトカムは,その人を担当する精神保健の専門家の資格によって左右される.
15. リハビリテーションアウトカムと介入のコストの間には,明確な関係が存在する.

(W. アンソニー・他(著),野中猛・他(監訳):第2章 過去の誤謬:研究のレビュー. 精神科リハビリテーション 第2版,三輪書店,2012,p29より引用)

　実はこの表はW. アンソニーの『精神科リハビリテーション　第2版』(三輪書店,2012)という本に出てくるのですが,すべて間違いなのです. 皆さんはどの項目に○をつけられましたか?　このチェックのように私たちの根底には偏った価値観があるということです. すべてを修正することは難しいのですが,しかし,自分が偏っているかもしれないということ,そして,この表にあることももしかして変化することもあるかもしれないということです. ですので,ときどきこの表を見返して,自分の偏りに気づいてください. また偏見を修正して,最新の根拠に基づくためには,常に論文を読む必要があります.

第2節　回復・リカバリーとは

　では,リカバリーについて進めていきましょう. なぜリカバリーという概念が生まれてきたのでしょうか. 皆さんはC.W. ビーアズが書いた『わが魂にあうまで』(星和書店,1980)という本を読まれたことがあるでしょうか?　この本は1908年に精神障害の当事者であるビーアズがみずからの体験を手記で表したことが一つのきっかけとなっています. 1908年といえば明治41年です. この時代にみずからの体験を記述し,医療従事者による虐待なども書かれています. 入院を繰り返す中でみずからの尊厳を取り戻す活動を行ったことが書かれています. この本がきっかけで米国では精神衛生運動が活発となったのです. その後,時代は飛んで,1963年にケネディ大統領が「精神障害と精神遅滞に関する教書」を発表します. ケネディ大統領はそれまで全米に存在した大規模な精神病院の解体を指示して,代わりに地域総合保健センターや

州立精神病院のケアの改善，精神医学研究の推進，研究とサービスのための人材教育に力を入れるようにしました．そして，地域精神保健センター法が成立します．結果として，地域精神保健センターは増加していき，公立精神病院は 1/5 に削減されます．しかし病院は削減されましたが，地域精神医療制度や手法はまだまだ未確立だったために，多くの患者が刑務所に収容されたり，ホームレスになったのです．また，退院してもすぐに入院するというように何度も入退院を繰り返す回転ドア現象が問題とされたのです．このような経過の中で，地域でのリハビリテーションが提唱され，ストレングスモデルやケアマネジメント〔ACT（Assertive Community Treatment）・包括型地域生活支援プログラム〕が提唱されてきたのです．そしてリカバリーという概念が生まれてきます．それは，当事者がみずからの病をもちながらいかに生きていくのかという，みずからの尊厳を取り戻していく過程として考えられてきたのです．ここで注意が必要なのですが，よくリカバリーの話をしていると，「作業療法も対象者の長所を理解したり，それを伸ばすような支援をするので，リカバリーやストレングスモデルを実践しているのだ」と言われる方がおられます．しかし，作業療法で長所を理解することがリカバリーやストレングスモデルを行っているということにはならないと思います．それは，同じジャガイモを使っているから，カレーもハヤシライスも同じだというような話をしていることになります．なぜそのようなことをいうかというと確かに長所という情報を受け取ることは同じですが，それは何のために長所を理解し，それを生かそうとしているのかという点が異なるからです．作業療法は本人の歴史や経験を理解したり，本人にとって適切な作業を選択したり，治療として提供するために，長所を理解することが多いと思います．つまり，作業療法をより効果的に行うために長所を確認するのです．しかし，リカバリーやストレングスモデルは，従来の医療やリハビリテーションを見直す中で生まれてきた考えなのです．リカバリーやストレングスモデルには先ほども説明したように，その思想が生まれてきた歴史的な背景やさまざまな試行錯誤があります．その経緯を知らずして，単に作業療法士が考える長所を利用しているからといってリカバリーやストレングスモデルだということは飛躍しすぎているということです．このような発言はよくみられます．NHK BS1 の『奇跡のレッスン〜世界の最強のコーチと子どもたち〜』という番組で，米国からヒップホップのダンサーが来たときに，まず中学生にヒップホップを教えている先生に，「先生方はヒップホップがなぜ生まれたのか，どのような歴史的経緯や思想をもとに踊っているのかを学生に伝えていますか？」と質問したら，日本の先生は「ただかっこよく踊るだけだと思っていた」と述べていました．そのときの米国人のコーチは，「ただかっこいいだけなら踊る必要はない．そこには黒人の歴史や差別が関係している．そういうことを踊りとともに学ぶことが本来の踊りを学ぶことです」と述べていました．皆さんはどう考えられますか？　専門家というものは歴史や哲学に詳しいことが必要です．少し脱線しました．

　ではリカバリーとはどのような概念なのでしょうか？　先ほど紹介した『精神科リハビリテーション　第 2 版』を執筆した W. アンソニーは次のような定義を述べています．

　「精神病または障害からリカバリーするというコンセプトは，苦しみが消えたり症状のすべてがなくなったりすること，完全に病気が回復することという意味ではない．病気が原因となって生じる制限があるにしろないにしろ，充実し，希望に満ち，社会に貢献できる人生を送ることである．リカバリーは，人が精神疾患からもたらされた破局的な状況を乗り越えて成長するという，その人の人生における新しい意味と目的を発展させることである」（W. アンソニー）．

　この定義を少し分解してみると以下のようになります．
　リカバリーは，
　1. 苦しみが消えたり，症状がなくなったりすること，病気が完全に回復することではない．
　　（ア）病気の改善がすべてではない．
　2. 病気が原因となって生じる制限があるにしろないにしろ
　　（ア）病気による制限はカッコに入れる．
　3. 充実し，希望に満ち，社会に貢献できる人生を送る．
　　（ア）当たり前の希望がもてる生活の実現を目指す．
　4. 人生における新しい意味と目的を発展させる．
　　（ア）生きる意味を創造する．
となります．つまり，病気の回復を目指すのではなく，自分自身の回復を目指すということになります．つまり，自分の尊厳を取り戻し，当たり前の充実した生活を送ることになります．また，W. アンソニーのリカバリーの定義は有名なのですが，他にもさまざまなリカバリーに対する考えがあります．その中で代表的なものを2つ紹介します．その1つは臨床的リカバリーといいます．これは，病気の寛解を目指すことを目的に，具体的には症状の改善や機能の回復をいい，これまでに開発された精神科リハビリテーション尺度を用いて客観的に評価できるものを指します．このリカバリーの考えは専門家の考えに近く，専門家主導の考えになりやすいということがあります．もう1つはパーソナルリカバリーといわれるものです．これは，客観的な個人の状態（たとえば，一人暮らしや就労していることなど）と主観的なリカバリー（他者とのかかわりや希望をもつことなど）という2つになります．このようにどの視点を使ってリカバリーを考えるかということがこのような考えを生み出しています．
　ではリカバリーの定義とさまざまな視点が明らかになったので，次にリカバリーを構成するものを考えてみましょう．これは米国保健福祉省が提示しているものを提示して考えたいと思います．表2の内容がリカバリーを構成するものとしてあげられています．

34

表 2　リカバリーを構成するもの

```
 1. 自己決定が前提として欠かせない.
 2. 個別的でその人中心のありようである.
 3. エンパワーメントの過程である.
 4. その人の全体的な現象である.
 5. 経過は非直線的である.
 6. ストレングスに注目する.
 7. 仲間の存在が欠かせない.
 8. 尊厳が重要な要素である.
 9. 自分の人生に対する責任をとる.
10. 希望の存在が最も重要な要素である.
```

　上記の表に述べられていることからリカバリーが非常に個人的なものであるということがわかると思います. その中でも大切な要素として,「自己決定」,「エンパワーメント」,「仲間」,「尊厳」,「責任」,「希望」ということになります. 皆さんは当たり前のように感じるかもしれませんが, 精神障害を有する患者さんはこのようなことからは遠い存在でもあります. このことをよく理解するためにハンセン病の歴史を思い出す必要があります. ハンセン病は伝染力が非常に弱い感染症なのですが, 不当な差別を受けた病気でもあります. ハンセン病として診断されると隔離され, その多くは専門の施設で生涯暮らすことを余儀なくされました. そして, 施設からの外出の制限もあり, 結婚や親類や親の冠婚葬祭などにも制限がかけられたのです. また, 同意もしていないのに, 不妊手術を受けた人もいます. そして, その人たちを最も傷つけたのは, 周囲の人の偏見です. 誰も会いに来ない, 病気でも見舞に来ない, 亡くなっても同じ墓には入ってほしくない, 戸籍を抜かれる. つまり仲間として認めてもらえないということです. このことからもこのリカバリーを構成するものに述べられていることは, 人が尊厳をもち, 生きていくために重要なものであることがわかると思います. ではどのような要素がリカバリーを促進し, 反対に阻害するのでしょう. 新海朋子らは『精神障害をもつ人のリカバリー概念に関する文献検討』（福岡県立大学人間社会学部紀要, 2018）でまとめています. それによると促進因子としては, 個人的要因と他者とのかかわりが重要であるといわれています. それは, 信頼できる他者とのかかわり, 希望をもつこと, 自信を取り戻すこと, 自分の役割を得ることになります. 反対に阻害因子としては, 社会的基盤と専門家サービスの内容があげられています. 社会からの差別偏見, 専門職のパターナリズム, 当事者と専門家の関係性があげられています. また, 当事者自身のセルフスティグマと当事者自身の思考の傾向も阻害因子となるといわれています. 皆さんは阻害因子に専門家が入っていることが意外だったのではないでしょうか. しかしここに書かれているように専門家と当事者の関係性はリカバリーにとても影響します. 特にパターナリズムは影響が大きいです. パターナリズムとは, 強いものが本人の意思を確認せずに決定することをいいます. よくドラマでありますよね.「お前のことを一番に考えてこの学校に決めた」などという場合です. ロビン・ウィリアムズの『いまを生きる』（1989）という映画には, 演劇が好きな高校生が親に演劇を反対されて, ついには学校の転校まで決められ, 本人は自殺するというシーンがあります. 皆さんはそんなことはしないと思っているのか

もしれませんが，意外としていることがあることに気がついてください．たとえば，本人のいないところで本人の将来を決定したり，目標を考えたり，本人のやりたいことを遮って，違う目標を伝えているかもしれません．ときに専門家は本人の問題点をいろいろと知り，医学的知識やさまざまな制度などを知っているので，本人以上により良い目標ややるべきことを考えることができると思ってしまうときがあります．つまり本人が弱くなり，代わりに強い私が判断してあげましょうということになるのです．そして，このことが，患者さんを弱い存在にして，依存的で，責任を引き受けない方向性をつくってしまうのです．ここで落とし穴なのは，専門家は自分の思いどおりにすると気持ちがいいことです．この気持ちよさに酔わないことが大切です．このようにならないためにどうすればいいのでしょうか．それは，たとえ専門家としてさまざまな知識や技術があり，本人以上に見とおしを考えることができるにしても，本人が自分の人生に責任を負うべきであるということ，生活するのは専門家ではなく，当事者であるということを理解することが大切です．つまり専門家では理解を尽くすことができない他者として理解するということが大切なのです．このことは，専門家の行動によってやる気を失わせたり，やる気を引き出すこと（リカバリー）ができる行動につながります．C.A. ラップの『ストレングスモデル　第3版』（金剛出版，2014）による次の2つの表（表3，4）を見てください．

表3　専門家によるやる気を失わせる行動

スタッフの蔑視や見くびるようなかかわり
- 相手を見下すような会話
- 子ども扱い
- 条件つきのほめ言葉
- 無視する
- 長時間待たせるなど，クライエントの時間を尊重しない
- 親のような態度/叱るような言葉
- 普段の状況で（積極的アウトリーチを除いて），事前に連絡しないでクライエントの自宅を訪れる
- 無礼な態度
- 話を聞いていない
- やっていないことをやったと言うなど無責任な発言や約束をする

表4　専門家による希望を引き出す行動

1. 思いやりのある助言を通して希望を育む
2. クライエントを尊重して対応する
3. 肯定的側面に焦点を当てる
4. 成果と成功を祝う
5. クライエントのために一緒にいる/そばを離れない
6. クライエントが大切な目標に向かって取り組むように援助する
7. 選択の余地を勧める
8. 教育を勧める
9. 精神保健制度を超えて未来に目を向ける

　皆さんはこの表を見ていてどのように感じたでしょうか．治療や支援というかかわりの中で，実は専門家の対応で対象者本人の力がどのように引き出されるかは決まるのです．たとえその専門家がより深い知識や的確な技術をもっていても，対応一つで変化するのです．私の尊敬するケアステーションかんざきの作業療法士の西本寛先生はそのことを「心を起こす」と言っています．そして，「心が立つことができるとほぼ支援の多くはできている」とも言われます．それほど大切なことなのです．今思い出したのですが，夜回り先生で有名な水谷修先生が大学に進学したときに，授業に出てみたがあまりにも退屈で，行く気がなかったので，毎日授業をさぼって遊んでいました．ある日いつものように遊んで朝方に家に帰ると自分の部屋に所属学

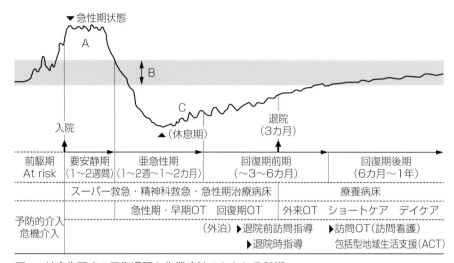

図1　統合失調症の回復過程と作業療法のかかわる時期
（日本作業療法士協会（監），冨岡詔子・他（編）：作業療法全書　改訂第3版　第5巻　作業療法学2　精神障害．協同医書出版社，2010, p134より引用）

科の主任教授が待っていたのです．そして，「研究室でお待ちしています．一緒に学べることを楽しみにしています」とだけ言い残して，大学に帰られたそうです．水谷修先生が家族に聞くと，家に来て，一晩中哲学書を読みながら待っていたそうです．きっと誰かが自分に期待して待ってくれたりすることが大切だったのでしょう．次の日から大学に通って研究室で学びを始めたそうです（『学校とわたし―教師不信を変えた大学教授』毎日新聞，2015.3.9）．また，映画『パッチ・アダムス トゥルー・ストーリー』（1998）では，子どもたちに笑いを提供することで，子どもたちがより医療に対して積極的になったりする場面が出てきます．いかがでしょうか．専門家の知識・技術以前のことに私たちはもっと注意を向けるべきだと思います．

第3節　回復過程について

　回復過程は，治療や支援を行ううえで非常に重要です．それは治療や支援を行う専門家がこれからの病状の変化や回復を考えたり，生活の回復に向けてやるべきことなどを考えたり，予測することができるからです．しかし，回復過程は専門家だけのものではありません．患者さんや家族がこれからの病状の変化や生活再開へのステップを理解することが大切です．その理解を通じて，将来を考えることができ，家族もどのような支援が必要なのかを考えることができます．では回復過程にはどのようなものがあるのでしょうか．代表的な統合失調症とうつ病の回復過程をみてみましょう．

　まず統合失調症の回復過程ですが，特徴的なグラフが描かれていることに注目してください（図1）．このグラフの縦軸は陽性症状の出現になります．図1のAの部分は急性期で陽性症状が多く出現していることになります．次にBは徐々に陽性症状が落ち着いてきている状態で

す．そして，Cは陽性症状が消失していき，非常に疲れている状態です．そして，陰性症状が出現してきます．そして，徐々に陰性症状が改善していき，生活の再開を目指していくことになります．うつ病もグラフのかたちは異なりますが，症状の回復や生活再建の道筋，支援の目標が描かれています（図2）．これらを参考にして今後どのような回復過程をたどるのかということ，その際にどのような目標ややるべきことなどが理解できると思います．

　回復過程を考えるときにどのような視点で考えていくべきでしょうか．回復過程を示す前にまずそのことを考えていきたいと思います．**表5**を見てください．

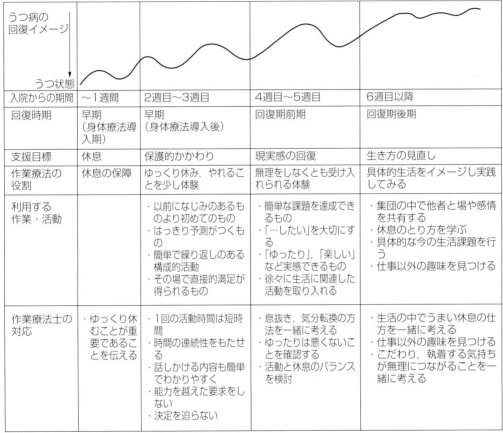

うつ病の回復イメージ ↓ うつ状態				
入院からの期間	～1週間	2週目～3週目	4週目～5週目	6週目以降
回復時期	早期（身体療法導入期）	早期（身体療法導入後）	回復期前期	回復期後期
支援目標	休息	保護的かかわり	現実感の回復	生き方の見直し
作業療法の役割	休息の保障	ゆっくり休み，やれることを少し体験	無理をしなくとも受け入れられる体験	具体的生活をイメージし実践してみる
利用する作業・活動		・以前になじみのあるものより初めてのもの ・はっきり予測がつくもの ・簡単で繰り返しのある構成的活動 ・その場で直接的満足が得られるもの	・簡単な課題を達成できるもの ・「…したい」を大切にする ・「ゆったり」，「楽しい」など実感できるもの ・徐々に生活に関連した活動を取り入れる	・集団の中で他者と場や感情を共有する ・休息のとり方を学ぶ ・具体的な今の生活課題を行う ・仕事以外の趣味を見つける
作業療法士の対応	・ゆっくり休むことが重要であることを伝える	・1回の活動時間は短時間 ・時間の連続性をもたせる ・話しかける内容も簡単でわかりやすく ・能力を越えた要求をしない ・決定を迫らない	・息抜き，気分転換の方法を一緒に考える ・ゆったりは悪くないことを確認する ・活動と休息のバランスを検討	・生活の中でうまい休息の仕方を一緒に考える ・仕事以外の趣味を見つける ・こだわり，執着する気持ちが無理につながることを一緒に考える

＊入院からの期間はおおよその目安であり，個人差が大きい

図2　うつ病の回復過程と各時期の作業療法の役割
　（日本作業療法士協会（監），冨岡詔子・他（編）：作業療法全書　改訂第3版　第5巻　作業療法学2　精神障害．協同医書出版社，2010, p145より引用）

表5　回復過程に対するさまざまな視点

1. 客観・主観
1. 客観的な視点…周囲からみている視点
2. 主観的な視点…本人が感じている視点
2. 能力の視点
1. できる人からの視点・問題なくできる人の視点
2. 0からの視点…できない人からの視点
3. 能力をもつことと使うことの関係
3. 因果的・意味的視点
1. 因果論…原因があって，結果がある.
2. 意味論…本人がどのような意味を感じているのか？
4. 権利・エンパワーメントという視点
1. 当たり前の権利は保障されているのか，当事者は力を発揮できているのか？

　まずは，客観と主観です．客観は周囲から回復をみている立場で回復過程をみています．精神障害を体験している本人が表現する言動・行動などを通じて回復を理解するということです．また，多くの人の体験を通じて一般化された視点でもあります．客観的な立場でみることと，一般化することで，おおよその障害の回復が予測でき，それに応じた評価や対応が可能になるのです．この視点はとても大切です．しかし，一般化することで多くの個別性が失われることになります．その点を理解しようとするのが次の主観的な視点です．これは精神障害を体験している本人が感じている視点です．この視点は本人が障害や回復をどのように感じているのかという点を明らかにします．これは本人の言動などをもとに理解していくのです．このとき気をつけないといけないのは，私たちの先入観を排除して本人からの視点でどのような世界をみているのかということを考えることです．たとえば，私が以前体験したことなのですが，ある患者さんが妄想が止まり，現実的な言動が多くなり，多くのスタッフが回復過程が進んでいることを感じていたのですが，本人が自殺を図ったのです．スタッフには意外でした．しかし，周囲から回復したようにみえても，本人は異なる感情や認識をもっていたのかもしれません．このように2つの視点で大切なことはたとえ客観的に回復過程を進んでいるようにみえても，主観的な本人の体験は異なる可能性があるということです．だから私たちは，そのずれを常に確認する必要があります．また，主観的な視点で考えるときに共感的に考えようとすることがあると思います．しかし，このことには注意が必要です．ブレイディみかこが『ぼくはイエローでホワイトで，ちょっとブルー』（新潮社，2019）で述べているのですが，息子さんがエンパシーとは何かというテーマで書いたときに，息子さんは「誰かの靴を履いてみることがエンパシーである」と書いたのです．このことからブレイディはエンパシーとシンパシーの違いについて述べています．シンパシーは「かわいそうな立場の人に同情すること」，「自分と同じような考えの人に共鳴すること」であり，それは感情の状態であると言っています．これに対してエンパシーは，能力であり，シンパシーの感情とは異なるものであると述べています．それはどのような能力かというと「他者の立場に立って，その人ならどう感じるかという想像をする能力」であり，知的作業であると述べています．そして，それは私たちが，まったく感情的に同情できない人においても，考え想像することで，エンパシーすることが可能であり，知

的で理性的な営みであると述べています．ブレイディみかこの近著『他者の靴を履く—アナー
キック・エンパシーのすすめ』（文藝春秋，2021）にさらに深めて書かれています．このことは
とても大切です．障害者に対する視点も私たちはエンパシーとしての視点をもつことやその練
習をしていないことが多いのです．たとえば，精神科の訪問看護を実践されている小瀬古伸幸
は，『精神疾患をもつ人を，病院でない所で支援するときにまず読む本』（医学書院，2019）で
地域に住む精神障害者の多くの困りごとが，精神医学的な問題ではなく，日々の生活における
「お金のやりくり」，「毎日の食事」，「人間関係，職場の人」などであることをあげています．私
たちはつい精神障害の当事者と聞くと，特有の症状や現実の検討などが問題であると考えてし
まいますが，実はそうではないのです．また，『みちくさ日記』（リイド社，2015）という漫画
で，道草晴子は精神科病院の庭で寝ていたときに，青空がきれいで，それを見ながら「もしか
して，もうなにも失うものはないんじゃないかな」と思ったことがきっかけで，「生きる勇気が
湧いてきた」と述べています．そして，「障がい者の社会復帰のレールではなく，自分の人生を
生きたいな」と述べています．このように人が生きる現実には，私たちでは想像できない体験
があること，あるいは私たちの体験に引き寄せて考え，シンパシーとして感情的に同情を寄せ
てもわからないことがあることを理解する必要があります（それを言葉やさまざまな表現で伝
えようとしているのが，文学やアートであると思います）．このように，たとえ私たちには学ん
できた知識や科学的根拠を使って手を尽くしてもわからないことがあるのです．私たちは障害
をもって生活することをエンパシー的な視点で理解することはあまり強調されていないと思い
ます．しかし，ブレイディも述べているように，エンパシーは能力ですから，感情を寄せるこ
とができなくても知的に理解することは可能です．そのため私たちは練習して，その力を獲得
する必要があります．

　次の視点は能力に対する視点です．これは先ほどの客観的，主観的と関連するのですが，で
きる人からの視点でみているのか，0 からの視点でみているのかということです．図 3 を見て
ください．これは発達心理学者の浜田寿美男が『人間を理解するとはどういうことか』（西宮公
同教会出版事業部，1996）で描いているのですが，浜田は発達をとらえるときに，2 つの方向
性があって，完態からの見方と零からの見方があると述べています．完態からの見方は，もう
できてしまった人からの視点です．たとえば自転車を乗れる人がどうすれば乗れたかを語るよ
うなものです．また学生でいうなら，国家試験を受験した人からの視点です．国家試験を終え
た後にこんな勉強方法で受かったとか，こうすれば大丈夫ということを言われることが多いで
す．しかし，零からの視点から考えると，たとえば自転車では，これからどんな練習や力をつ
ければいいのかわからないということです．また国家試験の学習でも何からすればいいのかよ
くわからないということになります．このように零からみてみればこれからどのようなことが
起きるのかわからないのです．そして，必ずしもできてしまった人と同じ過程を進むとは限ら
ないのです．このことはとても大切です．なぜなら，回復過程も専門家は一般化された回復過
程を理解していますが，その過程は本人にとっては初めてのことであること，そして，次に何
が起きるのかがわからないこと，必ずしも同じプロセスとならないことがあるのです．このよ

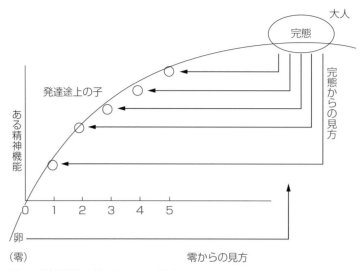

図3　精神機能に対する2つの見方
（浜田寿美男：人間を理解するとはどういうことか. 西宮共同教会出版事業部,
1996, p61 より引用）

うにできる人とこれからの人では認識に大きな差が生まれます. この差を理解すること, そして専門家はエンパシーを駆使して零からの視点を理解する必要があるということです.

　次に因果的・意味的な視点です. これも同著で浜田が述べているのですが, 回復過程などをみると原因があって, 結果があるように理解するということです. つまり, あることができるためには, その前にできることが必要であるということです. このことは段階が進んでいくために大切な視点です. たとえば, 仕事に行くためには, コミュニケーションが必要であり, コミュニケーションができないと仕事は難しいというように考える視点です. つまり, 原因と結果でとらえていくということです. しかし, この視点ではとらえられていないことがあります. それは本人がどのような意味を感じているかという視点です. これも先ほどの主観的な視点と関連するのですが, 本人が行う活動にどのような意味を感じているのかが大切です. たとえば仕事をすること, コミュニケーションに対して本人がどのような意味を感じているのかということが大切なのです. 国家試験の学習でたとえるなら, これから受験する人がどのような意味で受験をとらえているのかということです. 周囲からみた因果論と本人の感じている意味は異なる可能性があるということです.

　最後に回復過程を理解するときに大切な視点は, 権利・エンパワーメント的な視点です. これは回復していく中で, 本人が自分の権利の回復を実感し, エンパワーメントとして自分の力が発揮できていることが実感できているのかという視点です. この感覚は自分の生活の中でうまくできているかという感覚をつくり出します.

　では主観的な視点における回復過程にはどのようなものがあるのでしょうか. 代表的な統合失調症とうつ病の回復過程を見てみましょう（図4, 表6）.

　いかがでしょうか. 私たちには及びもつかない体験をされていることが理解できると思いま

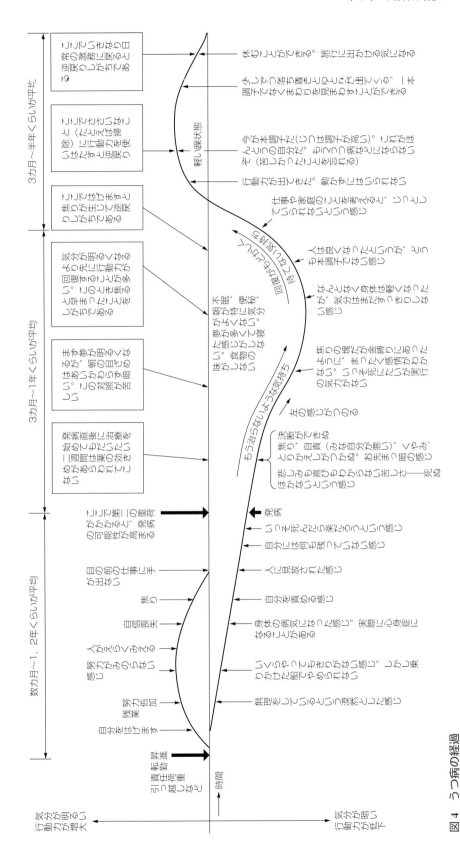

図 4 うつ病の経過
（中井久夫, 他：看護のための精神医学 第2版, 医学書院, 2004, p169 より引用）

表6 統合失調症の人の自己感覚を推しはかる

- 急性期
本人は不安・恐怖・切迫感が強く引き起こされる.
  - はじまりのころ
  世界と自己のあいだに深い淵があって越しがたくなっていく.
  悪いことをした覚えがないのに追われている感じがする.
  なにか仕組まれていて油断できない感じがする.
  身辺におこることが,だれかの意地悪であるような気がする.
  頭の中に雑音とも声ともつかぬざわめきが続く(不眠と共に強まる)
  蟻地獄のようなところにうかうか落ち込んで,もがけばもがくほど抜けられなくなる.
  遠くの音が身辺で起こっているような気がする.
  信じてよいといわれるものを疑い,信じてはいけないものを信じてしまう.
  - 発病前後
  地の底まで深い淵がひらいて墜落したような気がする.
  意識の天井を突き抜けて天がひらいたような感じがする.
  限界を超えた恐怖がある.
  バスに乗っても行き先がくるくると変わって目的地に行き着けない.
  - 緊張病状態
  天地が裂けて,天上が無限に見えたり,足下に深淵が開いたりする.
  指一本動かしても世界が崩壊しそうで,身体を少しでも動かしてはいけないという強烈な感じがする.
  - 回復途上の状態
  なにかゆるんできた感じがする.
  極期の状態をことばで表現できるようになるが,人に通じないことが少なくないので当惑する.
  やたらに眠くなり,済んだことが夢のような状態を通過したようにだんだん思えてくる.
  - 残遺状態
  なにか窮屈な感じがする.心がはずまない.
  ときどき恐怖感がおそってくる.
  とめどなく疲れた感じ,心がいじけている感じ,索漠とした感じがする.
  何年も前のことが突然昨日のことのように思える.

(中井久夫,他:看護のための精神医学 第2版,医学書院,2004,pp103-105より抜粋引用)

す.このような視点があることを理解することが大切です.また中井は発病における患者が体験する悔しさを述べています.「せっかくなにかをつかもうとしているのに,周りが寄ってたかって足を引っ張るような気がする」,「こんな医療者の手にかかって」もしかして,自分を十分理解していないのではないか.治そうにも治せないのではないかと.そして中井はそのようなときの専門家の対応を述べておられます.「医療者は登頂を前にして遭難しかかっている登山家を救援に行って下界に連れ戻す救急隊員である」そして,「ていねいな身体診察はこの悔しさを和らげる」,「医療者は理解はできなくても,包容することができる」と.このように主観的な体験をエンパシーとして理解しようとすること,わからなくても共に対処できることが必要であると思います.

第4節 治療について

精神障害の治療はどのようなことが行われるのでしょうか? 池淵恵美は『精神障害リハビリテーション こころの回復を支える』(医学書院,2019)で精神障害の治療とリハビリテー

ションについて述べていて，治療とは医学的な疾患の改善を目指すアプローチで，その方法には生物学的治療と心理社会的治療があると述べています．生物学的治療とは，生物としての身体に働きかける治療法のことを指します．これは，主として身体としての脳に働きかける薬物療法が基本となります．薬物療法を理解していくためには，どのような仮説で精神疾患が説明されているかということを理解することが必要です．これを理解しないと薬物はどのような働きがあるのか説明できないですし，心の病ではなく，脳という身体の不調もある疾患・障害であることが理解されると思います．このため私たちが落ち込んだときに薬物を飲まないが，うつ病では服薬する必要があります．このことからも単に気持ちの落ち込みとうつ病では異なることがわかります．だから私たちの経験とは異なることを意味します．

　精神障害の治療に使われる薬物のことを抗精神病薬といいます（精神病に抗うという意味です）．抗精神病薬はどこに，どのように働くのでしょうか．脳には神経細胞が数多く存在しています．神経細胞と神経細胞は，直接つながっているのではなく，隙間が空いています．その隙間をシナプスといいます．神経を通じて伝えられてきた情報は，神経の中を電気で信号を伝えてくるのですが，その情報を他の神経細胞に信号を伝えるときに，情報を出す側の細胞が隙間のシナプスに神経伝達物質を出します．そして，受ける側の細胞には神経伝達物質を受け取るために受容体というものがあります．受容体に神経伝達物質がキャッチされることで，神経が興奮し，電気が発生します．抗精神病薬は，この受容体に入り込むことで，余分な神経伝達物質で神経細胞が過剰に興奮しないようにします．脳神経のシナプスの神経伝達物質の受容体に作用して，神経伝達物質が過剰に受容体に結びつかないようにキャップをする作用があります．これによってシナプス内に放出された神経伝達物質が受容体に過剰に結びつくことを防いで，異常な神経興奮が抑制されるということになります．あるいは，シナプスの間（シナプス間隙）に受容されなかった神経伝達物質が残るのですが，それを再吸収することを阻害する働きがあります．いずれにしても神経からの神経伝達物質を通じた情報をコントロールして，適切な脳機能の状態へとコントロールしていることになります．脳機能の適切な働きを回復するということになります．また，薬を飲んだからすぐに効果が出るのではなく，時間がかかります．また薬をやめてもすぐに症状が現れるわけではありません．

　このように理解していると，薬物療法の正しい効果を理解することができるのですが，ときどき薬物療法は症状を抑えると説明されることがあります．これは，説明として十分ではないと思います．この説明は風邪などの薬を飲んで咳や熱を下げたりするので，薬に対してこのようなイメージをもたれているのだと思います．ちなみに風邪薬は対症療法としてさまざまな症状の緩和を行っています．また，患者さんの症状や不安などの訴えに対して「ちゃんと薬飲んでいる？」と問いかけることがあります．これも風邪薬と同じ視点での発言であることがわかると思います．なぜこのように考えるかというとこれには，私たちがどのように薬を体験しているのかということが影響していると思います．私たちの服薬体験で患者さんの服薬体験を想像しているのです．しかし，前にも言ったように私たちの体験と患者さんの体験は異なります．ですので，私たちの体験を使って類推していいのか考える必要があります．このように考える

と「ちゃんと薬飲んでいる」という言葉は，多くの患者さんが非常に嫌がっているということがよくわかります．皆さんならどうですか？　患者さんは症状の大変さを訴えているのに，専門家は症状に対処しているかどうかを聞いているのですから，コミュニケーションがずれています．

　このように薬物療法に関して，私たちの先入観を見直して修正する必要があります．では私たちは薬物療法をどのように普段の臨床で生かしていけばいいのでしょうか？　まず投薬された薬などをみておいて，普段の行動や言動とつなげていくことが大切です．服薬が増えたらどのような行動が変化するのか，減薬されたら，行動がどのように変化するのか．そして，本人が話す言葉も大切です．つまり本人がどのように感じているのかということも大切になります．そして，本人には服薬が変わってからの変化を一緒に考える機会が大切だと思います．また，そのように観察された情報を医師や看護師など他の専門家や家族に伝えていくことが大切です．そして，本人が取り組んでいること，考えていることを伝えていくことが大切です．ただ，他の多くの専門家も同じように意見を聞いたり観察していると思います．だからこそ，それらの意見を合わせていま何が起きているかを考えていくことが大切です．

　このように薬物療法を通じて適切な脳機能の回復に向けた治療を行っていることになります．次に心理社会的療法を考えていきましょう．さまざまな心理社会的療法がありますが，大切なのはその方法ではなく，その基本にどのような仮説があるのかということです．これらのことを行わず，自分の理解している範囲（先入観）で精神疾患やその治療に関して考えることはとても危険なことです．それが先ほど述べたように薬が症状を抑えるという発言や症状に対する質問につながります．

　心理療法には力動的精神療法，行動療法，認知療法，認知行動療法，自律訓練法，芸術療法，集団療法，家族療法などがあります．ここに書ききれないまだまだ多くの療法があります．なぜこのように多くの療法があるのかは，生物学的な視点が脳というものをもとに考えられているのに比べて，人間の心は非常に複雑でさまざまな仮説が述べられているからです．それだけ人間のこころは複雑なのです．ただ，以前も述べたようにこれらの療法の裏づけとなる仮説は

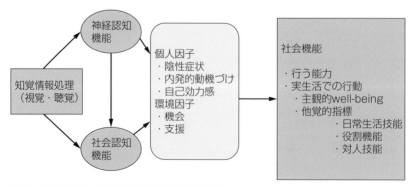

図5　社会機能とその関連因子のモデル構造
（兼子幸一：統合失調症の社会機能障害—認知機能を中心に．精神科治療学 30（1）：
45-50，2015 より引用）

必ず確認してください．ここでは兼子幸一が提唱されているモデルを紹介しておきます（図5）．このモデルでは，私たちが社会機能を発揮するために，どのように情報処理が行われるのかということが理解されます．このモデルを基本とすると，社会機能を状況に応じて発揮する（実行機能）ためには，知覚情報処理や神経認知機能，社会認知機能が必要となりますが，それらに影響する陰性症状や個人の動機づけ，周囲からの機会や支援が必要なことがわかります．そうするとどのような心理的治療を行うべきかという戦略を考えることができます．心理療法としては，認知機能を改善する治療，動機づけや自己効力感を高めるような治療を行うことになります．

　このように生物学的な治療と心理的治療とを相互に関係させながら地域で生活するためのリハビリテーションを行う必要があります．池淵も述べていますが，治療とリハビリテーションはリカバリー推進のための両輪となります．そして，さらにリカバリーを実現していくために，家族や地域住民などに対して疾患への理解やスティグマ除去などを目的とした社会への働きかけも必要になります．このように治療とリハビリテーション，社会に向けた働きかけは独立しているのではなく，相互に関係しながら，実施される必要があるのです．これらのことをICFで考えると，心身機能に対する治療，活動・参加に対するリハビリテーション，環境因子に対する社会への働きかけになります．このように治療や支援は包括的に行われる必要があります．包括的に行われるのは，精神障害が慢性疾患だからです．特に統合失調症は慢性疾患であるといえます．皆さんは統合失調症に似ている疾患は何かご存じですか．それは糖尿病だといわれています．糖尿病も病気そのものの問題もありますが，さまざまな二次障害が生じ，社会生活に大きな影響をもたらします．だから似ているといわれています．このことから考えると私たちが慣れ親しんでいる風邪などの急性疾患の視点でとらえることは難しいことになります．しかし，以前にも書いたように私たちは実は急性疾患の対応しか知らない可能性があります．なにしろ私たちが経験し，病から回復した経験があるのは，急性疾患しかないのです．このため特に慢性疾患に対する考えは，私たちの考えではほとんど通用しないと考えるべきですし，急性疾患への対応と異なる理解と行動を学ぶ必要があるのです（実はこのような急性疾患の影響は非常に私たちの考えを縛っています．そのことに気がつく必要があります）．では慢性疾患はどのように理解していけばいいのでしょうか．A.L.ストラウスは『慢性疾患を生きる―ケアとクオリティ・ライフの接点』で慢性疾患について次のように述べています．まず，慢性疾患を理解するときは個別の病状理解も大切であるが，多くの慢性疾患には多くの社会的・心理的問題が共通する人ということを述べています．そして，その共通する視点として，以下の点をあげています（表7）．

表7　慢性疾患の鍵となる問題

1. 医学的危機の予防，およびいったん発生すればその管理.
2. 症状の管理.
3. 処方された療養法を実践すること，およびそれを実践するにあたって生じる問題の管理.
4. 他の人々との付き合いが少なくなるために生じる社会的疎外の予後もしくは我慢.
5. 病気の過程に生じる変化への適応（たとえばそれが悪化しても，または寛解しても）.
6. 他の人々との付き合いにしても，生活のありようにしても，常態化しようとする努力.
7. 完全に失業したとしても，または一部失業しても，治療費や生活費を支払うための財源（必要なお金をみつけること）.
8. かかわりのある人に，健康上の，また家族的で心理的な問題に直面させること.

　いかがでしょうか. 疾患による違いもたくさんあるのですが，ストラウスが述べているように慢性疾患に共通する社会的・心理的問題があるのです. 皆さんは自分の考えと一致していましたか. このように慢性疾患であるということは，私たちにはなかなか伝わらないことがあるということです. そのような見えない苦労に気づくことも大切だと思います.

第5節　スティグマについて

　精神障害者当事者が社会参加するときに大きな障壁になるのが，スティグマです. スティグマという言葉は，もともとの意味は，烙印を意味しており（烙印とは，牛などに押す焼印という意味もあります），そして，犯罪者や奴隷に対して消すことのできないイメージを象徴する言葉として使われていました. そして，社会学者のE. ゴッフマンが『スティグマの社会学——烙印を押されたアイデンティティ』（せりか書房，2001）の中で，スティグマを負った人たちが劣等視されることを述べたのです. そして，その見方が社会で正当化されるとともに，社会的不利益をつくり出すことを述べたのです. このようにスティグマは，精神障害当事者と社会の間で生まれ，お互いに障壁をつくり出しているのです.

　ではスティグマにはどのようなものがあるのでしょうか. G. ソーニクロフトは，『精神障害者差別とは何か』（日本評論社，2012）でスティグマを分類しています. ① 精神障害に対する知識がなく，誤解がある状態（無視：知識），② 精神障害に対して特定の感情をもつこと（偏見：感情），③ 参加，活動に制限を加える（差別：行動），があると述べています. そして，これらスティグマは失業，婚姻，子育て，社会的ネットワーク，社会参加に大きな影響をもたらします. また，政策決定にも影響するといわれています. そして，スティグマは精神障害者当事者も自分自身に対してスティグマをもつことで，社会的価値の低い人間であることとして理解してしまうことがあります. これをセルフスティグマといいますが，この影響は非常に大きくなかなか改善することができないといわれています.

　また，スティグマを押しつける態度をスティグマティゼーションといいます. これらは一般市民などさまざまな人にみられるのですが，専門家の中にもあることが指摘されています. たとえば，専門家は自分の経験から，再発に影響があると考えたり，少しでもストレスを感じるような出来事を避けるように指示したりプログラムを立案したりします. また，症状や機能・

能力などの評価によって仕事は難しいとか，社会参加は難しい，退院は難しいと考え，予言することがあります．そして，専門家の予言が本当になったときに，その予言を聞いた他の専門家や家族，一般市民がスティグマが本当のこととして理解し，スティグマティゼーションをもつようになるのです．もしかして，専門家が有するスティグマティゼーションによって，精神障害者の当事者の社会参加の機会を奪っているかもしれないのです．たとえば，ある看護師は，入院している患者さんの退院のカンファレンスで，「いままで何回も退院して，すぐに入院になっているので，今回も無理に決まっている」とか入院している患者さんに「いまは病棟でおとなしく過ごしているが，昔はとんでもないことをしたらしい．だから気をつけなあかん」と言った人もいます．また，私自身がスティグマをもってみていることを当事者に教えてもらったことがあります．ある男性は料理教室で，退院後のための料理を練習して，無事に退院されたのですが，その後訪問に行くとまったく料理されている感じがない．料理をしているのかと聞くと，全然していないと言われます．そこで，「退院に料理がいるというのは中西さんが勝手に思っていただけで，自分は以前から料理をせずに朝はモーニング，夜はスーパーの総菜と決めているんや，そんなことも知らずに料理というから食べられるから参加していた」といわれるのです．私は退院するにあたって食事は自分でつくるべき，自分でできることが自立であるということを考えていたのでしょう．そしてその考えを押しつけていたのだと思います．でも結果は反対なのでした．また，認知症のデイケアに近所の幼稚園から運動会に応援に来てほしいと依頼がありました．いろいろな問題が起きると困るからと慎重になっていたのですが，実際に参加してみると大変楽しく時間を過ごし，園児たちと高齢者がかかわることができたのです．また，デイケアを始めたころ，近所の人が役場にデイケアの送迎のバス停の場所を変えてほしい，お母さんがたも不安であるという訴えがありました．同じ時間に幼稚園の送迎があって何かあっては問題ですし，できればバス停を移動するか，送迎する時間を変えてほしいとのことでした．このように専門家や一般市民がもつスティグマやスティグマティゼーションを低減することはとても大切なことになります．

　ではスティグマやスティグマティゼーションを低減することはできるのでしょうか．そしてどのような取り組みが行われているのでしょうか．ちなみにスティグマを低減するための活動をアンチスティグマ活動といいます．

　このようにスティグマ低減には長期にわたって，根拠に基づいたプログラムの実行が必要となります．現在スティグマ低減プログラムは多くの研究が行われています．代表的なものとしては，精神医学やリハビリテーションの知識を伝えること，当事者に直接会って体験談を聞くこと，差別偏見などの場面のロールプレイなどが行われています．その中で，一番効果が高いのが当事者に直接会うことであるといわれています．また，直接会わなくても当事者の体験談を録画で見ることも可能です．

　しかし，G. ソーニクロフトは「確かにスティグマは低減するのであるが，多くは知識や態度が変化するのであって，スティグマの影響が一番大きい差別の問題についての改善ができていないのではないか」と批判しています．たとえば，「精神障害者は病気であることも理解できる

し，当たり前の対応をする必要があることが，わかります．しかし，そのことと一緒に仕事を
することは違う」という意見が成立するということです．このように単に精神障害の理解や態
度を修正するだけでは不十分なのです．そして，差別を伴う行動を変化させる研究はまだまだ
少ないのです．そのためには，精神障害ということを健康な人と「異なること」を強調して理
解を求める方法から，おおよそ同じことで生活に困っているという「私たちと同じ」という理
解を求めることが大切かもしれません．そして，ともに作業などを行うことを通じて私たちと
変わらないということを相互に理解する必要があると思います．このように精神障害にはス
ティグマの問題が大きく，深く横たわっています．多くの専門家が自己のもつスティグマに気
づいて，少しでも低減すること，そして，当事者や家族，一般市民により良い影響を与えてい
ける存在であってほしいと思います．まずは「隗より始めよ」ということになります．そのた
めには，セラピストも当事者がどのような体験をしているのかということを理解する必要があ
ります．ストラウスは，前著で「医療従事者，特に家庭訪問を行わない医療従事者は，特定の
角度からしか病者をみていないことを認識しなければならない」と述べています．また，「医療
従事者が患者について正しい情報を得たとしても，その情報量たるや良いヘルスケアを提供す
るために必要な全生活史のほんの一部でしかないのである」と述べています．そして，「自分の
痛みを，あるいはその痛みを他者から理解してもらえないという経験をどのように病者がとら
えているのかを，医療従事者が把握することによって初めて適切なより良いケアを提供できる
だろう」と述べています．つまり，医療従事者はすでに情報に偏りがあること，そして，他者
が自分だけにしかない体験があることを理解することの重要性を述べています．このことから
も，当事者の体験を理解することが大切です．たとえば，べてるの家では，さまざまな患者さ
んの体験を記録したビデオを販売してたくさん売れたとのことです．また，最近ではさまざま
な障害をもたれた人がその体験を記述し，映画などにもなっています．ぜひいろんな作品を見
ていただき，私たちに欠けている経験を補完することが大切です．また，このような文学や映
画でなくても普段支援している人々の生活史をインタビューすることもとても大切だと思いま
す．前述のストラウスも患者の生活史を理解するために仕事の中でインタビューすることを推
薦しています．ぜひチャレンジしてみてください．

第6節　エビデンスの理解

　この本では，あまり，エビデンスとなる本や論文を紹介していません．どちらかというと作
業療法で必要な基本的な考えを中心に書いているからです．しかし，実際の臨床では昔正しい
といわれていたことが，いまとなってはやってはいけないことになることもあります．たとえ
ば教科書は皆さんが臨床で考えるときに頼りにするものですが，教科書や出版された本は執筆
されてから時間がたつこと，最新の知見を入れて修正することは難しいのです．そうすると最
新の知識・技術については，雑誌が重要な役割を果たすことになります．雑誌を読むことを通
じて，みずからの知識や技術を更新する必要があります．でも毎年多くの雑誌が発行されてい

ます．ですので，どこから見ればいいのかということになります．いまはインターネットの時代ですから，あまり考えなくても検索すればいろいろな情報が飛び込んできます．しかし，皆さんはそれらの情報を鵜呑みにしてはいけないのです．これらの情報は玉石混淆であり，本当に正しい情報かどうか判断がつきかねます．まるでこれが正しい意見であると述べていたり，断定しているサイトがあると思います．でも皆さんはそれが本当かどうか考える必要があります．なぜならそんなに単純ではないからです．またたとえデータが記載されていてもそれが掲載されている本や雑誌などの情報が載せられていることが大切です．そのような情報がないものは信用できないのです．ではなぜ雑誌が信用できるのでしょうか．雑誌に掲載される論文は，研究した人が研究結果を雑誌に投稿するのです．そして，その投稿された論文を発行している出版社から依頼された研究者たちが論文を読んで，論文の主張が論理的に書かれているのか，科学的に書かれているのかを審査するのです．これを査読といいます．このような査読があることが，論文の質を保証するのです．そしてこのような仕組みが科学的な根拠に耐えうるものになるのです．教科書も確かにこれらの論文などを元に書かれているのですが，先ほど述べたように改訂するのに時間がかかるので，どうしても最新の知見の掲載が遅れます．ですので，雑誌に最新の知見が掲載されるのです．ぜひ皆さんも読んでみてください．

　では論文をどのように選んでいけばいいでしょうか．それには，PICOという方法で必要とする論文を整理してみます．PICOは以下のような内容になっています．どのような患者（Patient）に，どのような介入があると（Intervention），何と比較して（Comparison），どのような結果になるのか（Outcome）という4つの要素で整理することです．たとえば，統合失調症の回復期前期の患者（Patient）が，グループ活動を行ったとき（Intervention）と個人活動（Comparison）によって認知機能に影響があったのか（Outcome）という感じになります．このように自分が目的とする内容を考えておくことが大切です．そうすると自分が求めている論文か判断ができます．ではPICOを使って論文が見つかったときはどのように読めばいいのでしょうか．まずタイトルと抄録を読んでみます．タイトルと抄録には，おおよその研究の目的と実施方法，結果，考察が書かれています．これで研究の概要がわかります．抄録を読んで興味が出たら詳しく本文を読んでいきます．論文には抄録で書かれた内容（目的，研究方法，結果，考察，引用・参考文献）が書かれています．その中でも研究方法がとても大切です．どのような研究方法を行っているのかで，論文の質やエビデンスの高さ（根拠として価値がある）がわかります．この質が高い論文といわれる研究手法は以下のようになります．

　メタアナリシスは多くの質の高い論文を集めてさらに根拠があるのかどうかを研究した論文になります．ランダム化比較試験は，研究参加者をランダムに割り付ける（AグループかBグループになるかはくじ引きなどで決めて，研究者が決定できない．こうすることで研究者の意図が入らない）．このような研究手法でエビデンスレベルが変わってきます．また図6にあるように，専門家の意見や個人の意見は，エビデンスの質が低いことがわかります．このことから質が高いということは，できるだけ研究が公明正大に行われ，誰かの意見に左右されることは質が低くなるということがよくわかります．このように研究手法を読んで，どの研究手法かを

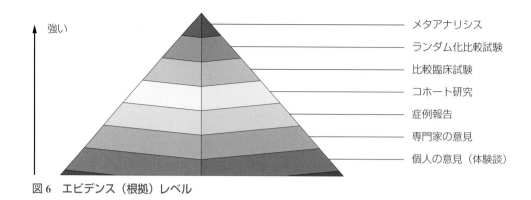

図6　エビデンス（根拠）レベル

調べることが大切になります．そして，方法を読み終わったら結果を見るのです．そのときには統計手法の理解も必要になります．そして，これらの結果から著者がどのように結果を考えているのかという考察を読むことになります．ここでも結果から飛躍した考えになっていないか，循環論法になっていないかということが大切です．循環論法とは「『ハムレット』は名作である．なぜなら『ハムレット』は素晴らしい作品だからだ」というように述べることです．何が循環しているかわかりますか．ハムレットです．よく作業療法でも，「この患者さんが回復したのは作業に取り組んだからである．なぜなら作業療法は作業を扱うからである」と述べたりするとこれは循環論法になります．本来であれば，この患者さんが回復したのは作業に取り組んだからである．なぜなら，作業に取り組むときの知的活動が本人に対して考えるきっかけを与えたからだと思うということが論理的になります．つまり循環論法とはハムレットや作業療法だけで論理をぐるぐると回していることになります．これは論理的といえないので注意が必要です．

　このように論文を読むということは，査読と同じように批判的に読む必要があります．よく，論文は読まないという人や量的研究を否定する人，反対に質的研究を否定する人，研究よりも自分の感性が大切という人がいます．これは，それぞれの研究の守備範囲を考慮に入れていないことによって起こっていると思われます．自分だけの感性といっている人は本当にそれでいいのでしょうか？　かつてビートたけしが，テレビ番組で芸術家志望の大学生が「私は感性が大切なので，それに基づいた作品をつくる」と言ったときに，批判的に「芸術作品がさまざまな数学的な視点をもってつくられていることを知らないとは，自分の感性だけであればそんな狭いものはない．もっと広く知って深める必要がある」と言ったのを思い出します．感性だけでというものは，地図も持たず，空を見上げることもなく，海に出るようなことです．私たちの世界を理解するために考えられてきたさまざまな方法で提示されたことを理解せずに，みずからの視点にこだわることは常に患者さんへの害になるかもしれないのです．つまり，何のために地図や天気予報が発達してきたのかということです．ちなみに天気予報が最近外れるからこれから天気予報なんて気にせず，自分の感性で天気を予測しようとはならないのです．いまさらそんな時代になれるはずがありません．天気を予測するためには，さまざまな計測，数学

的な視点，統計的な視点で行われているのです．このように私たちが患者さんに対してより良い治療や支援を行うためには，天気予報を利用して，生活する人のさまざまな意見に耳を傾けて生活するように，さまざまな研究を読んでいく必要があるのです．そして，自分の方法にこだわるのではなく，相手のために何が最善かを考えていくことが大切なのです．昔ある人の親戚ががんになったときの話です．投薬を受けていたのですが，突然担当医師に呼ばれました．伺うと「昨日新しい論文が出ました．今までは毎日点滴が必要といわれていたのですが，新しい論文には，週3で結果が出ています．ですので，このエビデンスに従って週3の投与に変更します」と言われたと聞きました．私（自分）にこだわるのではなく，私をいかになくすことができるのかが大切です〔もっと知りたい人はみうらじゅんの『自分なくしの旅』（幻冬舎文庫，2013）を読んでください〕．このようにエビデンスを確認していくことは，作業療法士の仕事が社会から信頼されることにつながるのです．自分をなくして対象者とどのように向き合うのか，他職種とどのように協力支援していくのかということは大切なテーマです．次の節でチームについて述べていきますが，その際も自分なくしが大切であることを覚えておいてください．

第7節　チーム医療・コミュニケーション

　皆さんは作業療法の仕事をどのようにとらえているでしょうか．患者さんと出会って，評価を行い，評価結果をまとめて，治療計画を立てて，実行し効果判定を行うことでしょうか．実際の仕事には，直接担当の患者さんたちに行う仕事と他職種や所属施設で行われる会議などの間接的な業務があります．皆さんはどちらの割合が多いと思いますか．実は間接業務なのですね．表8に直接業務と間接業務の主な内容を書いています．

表8　直接業務と間接業務の主な内容

- 直接業務
  - 作業療法士が直接評価，治療計画，治療実施を行う．
  - 他の部門で行われていることを聞き，直接業務へ反映する．
- 間接業務
  - 作業療法士の評価や治療の状況を他部門に伝える．
  - 医療チームの会議に参加し，作業療法士の視点を伝えるとともに，他専門職のサポートを行う．
  - リハビリテーション部門の管理運営．
  - 記録・物品の管理．
  - 病院の経営などの会議に参加．
  - 臨床実習．
  - 自己学習・研究．
  - 地域における保健医療福祉会議への参加．
  - 市役所の担当部署との協議（生活保護課や地域福祉課など）．
  - 地域の施設との連携（就労支援施設・デイケアなど）．
  - 転院先への情報提供．
  - 地域住民への啓発活動．

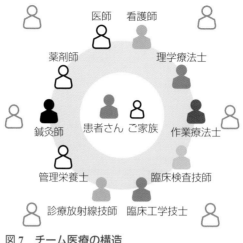

図7　チーム医療の構造

　皆さんは，患者さんに直接作業療法を行うことが仕事の大半を占めると思われていますが，実はそうではないのですね．同じことをスポーツのサッカーで考えてもそうですよね．サッカーボールに直接かかわっている時間は思っているよりそれほど多くないかもしれません．表8にもあるように実はさまざまな間接業務を行うことが直接業務で行ったものにつながりだすのです．たとえば大学の学園祭で模擬店などを行っても，ただ直接販売すればいいだけではないですよね．どんな商品を出すのかを議論したり，価格設定をしたり，大学に内容を届けたり，機材の予約をしたり，店番のシフトを組んだり，売り上げを管理したりなどいろいろなことが起きると思います．このように模擬店一つでもさまざまな人との連携が非常に大切になります．だから毎年のように作業療法の勉強会などに行くと連携をどうするかというテーマで持ちきりになります．チーム医療というとよく次のような図7が登場します．患者さんご家族の周囲をさまざまな専門職が囲っているという図です．しかし，こんなふうにすべての専門職が等間隔の距離感で患者さん家族と向き合っているかというとそうでもないような気がします．また，これは医療従事者からチーム医療を描いた視点ですが，患者さんやご家族からはこのように見えていません．患者さんやご家族にとっては，いつも診察や相談をする医師と必要なことに関することで対応をお願いする病院の人という感じになると思います．各専門職は患者さんやご家族の状況に合わせて，それぞれ小さな連携を行いながら解決をしていくと思います．

　このように実際，チーム医療は静的なものではなく，動的なものであるのです．ですから，専門職はこの場合には誰が問題解決に一番近いのか，誰と誰が話せばいいのかということを考えながら行動することが求められます．一度みんなで集まって，情報を共有して行動するということはほとんどないのです（カンファレンスというかたちではありますが）．サッカーやラグビーでもかかわるべき人がかかわっていて，全員がかかわる必要がないのです．全員で議論しているのは試合前と前半が終わった後です．よっぽど問題があれば全員で集まっています．このようにさまざまな状況に合わせて，少数で集まったり，多くが集まったり，時間をかけたり，

簡単な打ち合わせをしたりすることになります．専門家はその状況に応じて対応する必要があります．ここで重要になるのはコミュニケーションです．チーム医療に大切なのはコミュニケーションで，コミュニケーション力を身につける必要があるとよくいわれます．しかし，どのような力をつければいいのでしょうか？　コミュニケーションするための知識でしょうか？話術でしょうか．また，コミュニケーション力向上のためにどのような練習をして，力がついたことをどのように測定すればいいのでしょうか．しかし，これはなかなか難しいことになります．そして，このことがコミュニケーション力というかたちでとらえることができないことなのです．コミュニケーションは一人の力でどうにかなるものではなく，相手とともにつくり上げるものだからです．いくら豊富な語彙で正確な文法で伝えるべき内容を伝えたとしても伝わらない場合があるのです．なぜなら，コミュニケーションにおいて語られる内容は聞いている相手が自由に解釈していいからです．このことはコミュニケーションの理解として大切なところです．よく空気を読むことができないといいます．空気とは何か．その場で醸し出される雰囲気と発言からその言葉の意味を探り当てろということです．その意味を理解したものは仲間として扱われ，読み取れないものは排除されるのです．コミュニケーションが多義的になるのは，このように額面どおりの意味で私たちはコミュニケーションしていないからです．医師の徳永進は『どちらであっても—臨床は反対言葉の群生地』（岩波書店，2016）で，『がんの患者さんに詰め寄られ，「私はがんなのですか？」と問い詰められたとき，本当はがんなのに，その迫力に押されて「がんではありません」と慌てたように，戸惑うように答えると，患者さんは覚悟を決めたように「ありがとう！　それが聞きたかった」と言われた』ということを述べています．皆さんはこの患者さんががんでないということを言ってもらってよかったと思われますか．実はそうではないのですね．医師の答えから「がんであるということ」を読み取ったのですね．だから覚悟を決められたのだと思います．このようにコミュニケーションが非常に複雑なやり取りを通じて意味を創生していることがわかります．

　つまり，コミュニケーションはそれを行うことで新たな意味を創造することが大切なのです．つまりコミュニケーションとは単なる情報交換ではなく，創造するプロセスなのです．

　このように考えるとチーム医療がただ単にいろいろな専門家が集まって，議論することではないことがわかります．それは，新たな意味をつくり出すことなのです．でもこの新たな意味に患者さんや家族の意見を取り入れることができているのでしょうか．そのあたりも気になるところです．専門家だけで本当に決定していくことができるのでしょうか．確かに私たちはさまざまな専門知識や技術をもっています．またこれらの知識を駆使して，将来を予測することもできます．そして，患者さんや家族に予測から考えられる危険性を伝えることもできますし，もし危険性があるなら回避するように支援を考えることができます．だから専門家が考えていくことが大切だと思われるかもしれません．しかし，本来は患者さんが病気や障害になり，みずからの人生に生じるさまざまな苦労に向き合うのです．浦河べてるの家の向谷地生良は，リハビリテーションとは「当たり前の苦労を取り戻すこと」と述べています．このように考えると専門家だけのチーム医療では，みずからの生活や人生に向き合っている本人が参加できてい

ないことになります．かつて私が実習に行かせてもらった施設では，カンファレンスに患者さんやご家族が呼ばれていたのを覚えています．私が学生で担当させていただいた患者さんもカンファレンスに参加され，私のふがいない計画をさまざまな専門家や本人，ご家族に対して伝えたことがあります．専門家の皆さんにはさまざまな点を指摘されました．しかし最後に本人とご家族に，「学生さんの計画でお願いします」と言っていただいて救われた気持ちになったことを覚えています．後で聞くと，「ああ言うしかないでしょう」と言われていましたが，「毎日ベッドサイドに来て話を聞いてくれたので，計画は不十分でも修正していけばいいから」と言っていただいたことを覚えています．

　実は専門家にもこれからのことは予測できないのです．できるのは論文などから確率論的に可能性を考えることです．このように考えると患者さんや家族は決して無力で何もできないのではなく，手もちの力で日々をどうするかを実践されていると思います．このように考えると専門家だけのチームではなく，患者さんやご家族も含めたチームが望ましいと思います．そして，いろいろな意見を通じて，対話を重ねていくことがチーム医療にとって重要であると思います．その際に参加する私たちには何が大切なのでしょうか．それは哲学的対話にあるように，安全地帯を確保して，言いたいことが言える，批判されない場面がつくられること，そして，それぞれの意見を尊重してもらえることが大切だと思います．つまり尊重と聴くことがコミュニケーションにとって大切なことになります．しかし，これがなかなか難しいのですね．なぜなら私たちは話の先読みをしてしまうからです．以前教えてもらったのですが，この先読みを体験できる演習がありました．それは重度障害者の人を想定して，彼らが文字盤でお願いするシーンです．重度障害者のかたが，文字盤を使って「ボタンを…」とゆっくり伝えると，支援者は「どのボタンを外すのですか」というように先読みしてしまうのです．実は「ボタンが問題ないか確認してください」ということなのですが，最後まで聞こうとしないと異なる行動をしてしまうことになります．また，先入観で判断することもあります．このようにコミュニケーションは本当に難しいのです．ですから，とてもうまい人もいないですし，下手な人もいないのです．何しろ相互でつくり出すものですから．でも反対にこのようにさまざまな意味をとらえることができるからこそ，私たちの世界は豊かなのかもしれません．この豊かさを大切にして，コミュニケーションをしていきたいものですね．

第6章　作業療法を行う

　ようやく，入り口にたどり着きました．いままで長い時間をかけて，作業療法，リハビリテーション，人権という言葉をゆっくりと確認してきました．また，精神障害について考えてきました．いかがだったでしょうか．まだ，十分のみ込めていないという人もいるかと思いますが，焦らず考え続けてください．

　では，この章から精神科作業療法について考えていくことにしましょう．考えるためには疑問をもつことが大切です．皆さんはいろいろな人に「もっと考えなさい」という指摘や叱咤激励を受けるときがあります．でも皆さんは不思議に思いませんか．それは，「考えろ」とはいうものの，「考え方」を教える人は少ないからです．評価のところでも出てきますが，考えることの最初は疑問をもつことです．と言いたいところですが，実はもう一つ前の段階があって，感情をもつことです．疑問をもつ前に「不安」，「怒り」，「不満」，「楽しさ」，「喜び」，「気持ちいい」などの感情をもつことが大切なのです．たとえば精神科作業療法について考えるときも「よくわからない（不安）」，「説明を聞いても理解できない（怒り）」などを感じられると思います．その感情を大切にしてください．そして，「なぜ，そんな感情をもってしまうのか」と考えてみてください．「よくわからない」を例に考えてみると，「何がわからないのだろうか」と自分に問うてみます．精神科作業療法の精神科や精神障害のことがわからないのか．精神科作業療法の目的がわからないのか．精神科作業療法の方法がわからないのか．などなど自分たちが取り扱える疑問に落としていくと少しずつ考えていく筋道がみえてきます．慌てず自分が解けそうな問題までダウンサイジングしていきましょう．

　以前の章で障害や作業療法のことについては，言葉から考えましたので，この章では，精神科作業療法の目的について考えます．精神障害と社会的障壁の相互作用によって著しく社会生活に問題が生じた人に対して，場所を占め，時間を占め，目的があり，さまざまなものや道具を使い，人と出会う作業を用いて，応用的動作能力や社会的適応能力の回復を目指すことを目的としています（日本作業療法士協会の定義や世界作業療法連盟の定義など，数多くの作業療法に関する定義がありますが，現在法律として定義されていることを基本とします．他の定義はさまざまな支援などのときに考えたいと思います）．

第1節　考えること

　では，私たちは精神科作業療法をどのように進めていけばいいのでしょうか．多くの教科書では作業療法プロセスという作業療法の一連の流れを紹介しています．皆さんもまずこの流れ

に則って考えていきましょう．ただ，これから実際のプロセスに沿って話していきますが，皆さんに一つやってほしいことがあるのです．それは，考えるということです．私たちは，病院に入院されている患者さんやデイケアに通われているメンバーさん，訪問先で利用者さんと出会い，作業療法を提供しています．そのとき，さまざまな出来事や情報が皆さんのもとに飛び込んできます．皆さんがそれらをどのように知覚し認識し，判断するのかをよく考えておかなければなりません．これら一連のことを「考える」という言葉にまとめておきましょう．では，どうやって考えるのでしょうか．皆さんは学校の先生や実習先，お父さんやお母さんから「よく考えなさい」と言われることがあると思います．でもどのように考えればいいのか困ったことはないでしょうか．あるいは，皆さんの中には，「どうすれば考えることができるのか」と尋ねる人もいたかもしれません．でも，せっかく尋ねたのに「そんなこと自分で考えなさい」と言われた人もいるかもしれません．もしかして，このように答えた人は，「自分はいろいろな情報を配慮して考えることができるのだから，同じ人間のあなたでもできるはず，自分自身に気づいていないだけで，自分が考えていることに気づけばできるはず」と思って言っているのかもしれません．皆さんはどう思いますか．浜田寿美男はこれを「でもこれはできる人からの視点」と述べています．できる人は，できなかったときのことをもう忘れているので，できない人が「考えることができない」，「どうやって考えればいいのか途方にくれる」，「どうしてそんなふうに考えることができるのか，不思議だ」と思っていることに気づいていません．これはとても大切な視点です．「できる人の視点ではなく，できない人の視点からできる人がどんなふうに見えているのか」その観点から「考える」を考えていきましょう．

　私が考えるということを思い知らされた本があります．M.G. ルーベンフェルの『クリティカルシンキング―看護における思考能力の開発』（南江堂, 1997）という本です．もうずいぶん昔の本ですが，いまでも愛用していてもうボロボロです．しかし，当時臨床現場にいて，なかなか考えることがわからなかった私はこの本で非常に目が開かれる思いがしました．ですので，この本を参考にして，「考える」を伝えていきたいと思います．この本では，考えることを5つの技能で紹介しています．それは，

1. 思い出すこと（Total Recall）
2. 習慣（Habit）
3. 吟味（Inquiry）
4. 新しいアイデアと創造性（New idea and creativity）
5. 自分がどう考えているかを知ること（Knowing how you think）

です．本に当たるといろいろな技能があると思うのですが，考える技能をこの5つに絞っておきましょう（もっと知りたい方は，クリティカルシンキングや論理的思考などで検索するといろいろな本に出合います）．私がなぜこの技能に絞るかというと，5±2がちょうど覚えやすい数（ミラーの法則）で，しかもこれらの技能の頭文字を縦に読むと，THINK となるからです．もう皆さん忘れないですよね．これから考えるためには，と考えると THINK を思い出すだけで必要とする技能が思い出されます．これならすぐにでも使えそうです．

　では，一つひとつの思考技能を説明してきましょう．

　思い出すこと（Total Recall）

　これは，いろいろなことを思い出す技能です．きっかけとしては「そういえば〜」とか「確か〜には」という言葉で考え始めることができる技能です．皆さんは作業療法で支援する人に出会ったときに，もう考え始めます．たとえば統合失調症の患者さんであれば，「確か統合失調症の症状はどんなものだったか．教科書にこんなことが書いてあった」と思い出すかもしれません．また，これから患者さんを理解していくために「そういえば山根先生の本に評価項目について書いてあった」と思い出すかもしれません．教科書だけでなく，皆さんの経験や先生や友人が言った言葉，雑誌やテレビで言われていたことなどいろいろと思い出すと思います．このように思い出すという思考技能は考えていくための第一歩です．皆さんもいろいろなことに出会ったら，まずはこの思考技能を駆使して思い出してみましょう．

　次は，習慣（Habit）です．この技能は，いつも私たちが当たり前のように行っているルーチンや手続きや手順のことを指します．私たちはいつでも最初から考えるのではなく，慣れ親しんだ方法で考えたりします．あるいは，作業療法を利用する人を理解するときも作業療法プロセスに則って考え始めます．

　次の思考技能は吟味（Inquiry）です．この思考技能はとても重要です．これは，さまざまな情報を考えることを通じて判断するプロセスだからです．たとえば，担当した患者さんが泣いていたとしましょう．このような状況をどのように考えていくかです．吟味に必要なのは判断するためには複数の情報が必要であるということです．患者さんが泣いていると「悲しくて泣いているのだ」と考えられますが，「花粉症などで目が痒くて涙が出ている」とも考えられます．しかし，もし皆さんがナースステーションに行って，「昨日より，アレルギー性の反応が目の辺りに見られる」という記述を見つけると，花粉症なのだなという判断ができます．このように私たちの身の回りに起きる出来事を2つ以上関連させながら慎重に考えていくことが吟味です．

　4番目の思考技能は，新しいアイデアと創造性（New idea and creativity）になります．これは，いままでのやり方を超えて，新しいやり方を考えたり，創造的になることです．いままでの思考技能は皆さんが理解していることや習慣を考える材料にして，それにより理解できてきたさまざまな情報を2つ以上使って判断していくことでした．しかし，この4番目の技能は新たな視点を想像するという点でいままでの技能とは異なります．この技能もとても重要です．この技能を駆使することによって，作業療法は既存の方法から脱して，より創造的な方法を考えることができるからです．たとえば，精神科に勤めている方はよくご存知だと思いますが，北海道浦河にある「べてるの家」の取り組みなどは，とても創造的であると思います．いままでは，精神障害が回復して，問題ないようにしていきましょう，と考えられていたのが，「3度のメシよりミーティング」や「安心してさぼれる仕事」などのように，いままでの回復すること，就労することとは異なる考えを伝えておられます．このようにいままで当たり前といわれたことを考え直すこととなっています（「べてるの家」はいろいろと精神医療や福祉に関し

て疑問を投げかけているので注目です）．

　最後の技能は，自分がどう考えているかを知ること（Knowing how you think）です．この技能はいままでのものと異なり，自分自身に関する技能です．なぜこの技能が大切かというと，それは，私たちには「ある点から考えている」ことの想定が大切だからです．私たちが，どういう立場で人をみたり考えたりしているのかを常に考える必要があります．たとえば，統合失調症の人が，なかなか料理などがうまくできないとすると皆さんはいくつかの仮説を立てます．しかし，その仮説はある視点から考えられたものです．ワーキングメモリが問題だと考えた人は，脳科学や認知科学の視点からみていることになります．また料理の経験がないのではないかと考えた人は，その人の人生や経験（ICF の個人因子）を視点として捉えていることになると思います．このように私たちは自分自身の視点をもって，物事をみたり，判断しています．このことに気づくことはとても大切です．なぜなら，自分の視点に気づくと，もし仮説が間違っていたら，他の視点で物事を再度捉え直すことができるからです．そんなとき「私はどういう視点でみているのか」と問いかけることで自分の視点が明らかになります．また，自分の視点をはっきりとさせて物事もみることもできます．「家族関係という視点からみるとどのように考えられるか」，「感情という側面から考えると今回の行動をどのように考えられるか」など，自分自身の視点をはっきりとさせることによって，みえてくるものが異なります．ですので，思考するときには，自分の視点をはっきりとさせることが大切なのです．以上，考えるために必要な思考技能を紹介しました．

第2節　作業療法プロセス

　ではお待たせしました作業療法プロセスを考えていきましょう．

　まず作業療法プロセスとは何かというと，それは，作業療法を進めていく手順のことです．これを理解していくことは大切です．なぜならこれは手順なので必ず考えなければならない筋道を私たちに教えてくれるからです．また，プロセスは自分が何をしているのかわからなくなったときに道しるべになります．では実際はどのようなものなのでしょうか？　一番典型的なものは，

1. 情報収集→2. 作業療法評価→3. 統合と解釈→4. 焦点化
→5. 目標設定→6. 計画立案→7. 作業療法実施→8. 再評価
という流れです．

　機能別に分類すると 1，2，3，4 は情報集約と関連づけ，5，6，7 は行動計画と実践，8 は結果評価となります．つまり，感覚と認知と行動，そして結果の理解に分かれています．また，ビジネス用語でいうと PDCA サイクルと同じことになります．

　これは，人間の感覚と認知と行動のつながりに非常に類似しています．ですから，作業療法

プロセスがわからなくなったら，自分の感覚から行動までを思い出せばいいと思います．皆さんは理解してもらえましたでしょうか．では続けていきたいと思います．

　では，この作業療法プロセスでどんなことをするのでしょうか．単にこのプロセスを覚えただけでは役には立たないです．それぞれのプロセスで何を理解する必要があるのか．何のためにこのことをするのか．では，情報収集から考えていきましょう．

第 3 節　情報収集

　情報収集とは，作業療法を提供する人に関する情報を集めて理解することを指します．こう書いてしまうと簡単に聞こえますが，私はここが非常に大切だと考えています．なぜなら，この情報収集をすることによって，作業療法士が最初にその人に関する最初のイメージを作り上げるからです．どのようなイメージをもつかは私たち作業療法士にかかっているのです．それは，今後の作業療法プロセスにも影響します．では，情報収集で何を考えればいいのでしょうか．それは，さまざまな情報取得を通じて，**その人のこれまでのいろいろなことをその人の視点から理解する**ことだと思います．患者さんの病歴（病気の歴史）や家族関係，社会保障，生活歴，他部門（他の医療スタッフの目標や治療内容）などの情報が集まりますが，その情報をみながらも一番大切にしなければならないのは，その人がいままでどのような視点で自分や家族や世の中をみて，どのような価値観や思いをもっているのかということです．ここを慎重に読み取っていくことはとても大切です．なぜ私がこのようなことを強調するのか不思議に思う人がいると思います．それは，セラピストがその人をどのように感じるのかがとても重要だからです．多くのセラピストにとって，患者さんは初めて出会う人です．ですので，さまざまな情報を得てもなかなか感情的な理解はしないのです．単なる記号として理解してしまう可能性があるのです．なぜ感情的な理解が必要かというと，作業療法士がその人のことを心配することが，必要だからです．赤の他人である患者さんを，自分の家族がそうなったかのように心配するためには，この情報収集で得た情報について感情をもって理解する必要があるのです．

　たとえば，統合失調症，35 歳，男性．18 歳で発病し，精神科病院へ 1 年入院．その後入退院を繰り返すが，3 カ月前に退院し，現在は一人暮らしで，週 4 日デイケアに来て，残りの日は自宅などで過ごしている．デイケアでは，あまり他のメンバーとは話をせず，一人黙々と折り紙を折り，一人で本を読んで過ごすことが多い．グループでの活動にはあまり参加しないが，参加したときにはスタッフが指示をしないと行動しない．また，他のメンバーがいろいろと指示を出すと感情を出して，怒ることもある．自分で金銭管理を行っているが，使い込んでしまうことがある．服薬管理も難しく，自宅を訪問すると残った薬が大量に見つかる．

　というような事例を読んだとしましょう．皆さんはどのように理解されますか．「そうなんだ」という感じでさらっと読んでしまう人が多いのではないでしょうか．でも思い出してください（思い出す）．皆さんの親や兄弟が病気や怪我をした場合，情報はどのように受けられるでしょうか．きっと「心配して（感情的）情報を理解する」のではないでしょうか（習慣 Habit）．

たとえば，18歳で発病したときにどんな気持ちだったのか．入退院を繰り返しているときに，どんなことをしていたのかなとか．デイケアでは，メンバーと話をしないみたいだけど本人はどんなことを感じているのだろうか（吟味），などです．こうやって感情を入れて読んでいくといろいろなことが理解できてきます．情報収集で大切なのは，情報そのものではなく本人や家族がどのような思いでいままで来られたのか．あるいは，他のスタッフがどのように考え，行動しようとしているのかを理解することです．そうやって，感情を入れて読み込んでいくことで，豊かに情報を読み取ることができます（新しいアイデア）．ただ，気をつけないといけないのはこうやって感情を入れて物事を理解しようとすると，私たちは想像力を発揮して，ありえない話を作ってしまうこともあります．ですので，それを予防するためにあくまで仮の話であって，私たちは本人ではないという認識が大切で，そうやって抑制をかける必要があります．また病気や障害で困難さを感じ，その困難さを対処していくのは本人や家族なのです．このように一般情報を理解していくときは，第三者としての視点と，本人がどのように感じたのかという主観的な視点が大切で，情報の理解もそのように進めていく必要があります（自分はどう考えるか）．このように書くと客観的な視点は問題のように思えますが，そうではなくバランスが大切です．

第4節　作業療法評価

　次に作業療法評価です．作業療法評価とは作業療法士が自ら検査や測定，面接や評価表などを通じて作業療法的な観点でその人を理解するという行動のことを指します．皆さんも身体障害の領域で，関節可動域測定とか筋力測定とか，機能的自立度評価法（FIM）などを思い出す（Total Recall）のではないでしょうか．では，精神科領域の作業療法ではどのような評価をするのでしょうか．精神科領域においても基本的には身体障害と変わりません．大切なことは，何を目的に，どんな理解をしたいのか，そのためにはどのような手段が大切かということになります．

　作業療法評価と聞くと，手段（面接や観察，評価表など）とその実施方法に目がいきますが，そこは大切な部分ではありません．大切なのは作業療法士としてその人の何を知りたいのかということです．言い換えると，作業療法士として，何を理解することを目的とするのかということです．これをよく考えておく必要があります．このためには，以前考えた作業療法の目的が重要になります．再度，日本作業療法士協会の定義を掲載してみます．

　作業療法とは

作業療法は，人々の健康と幸福を促進するために，医療，保健，福祉，教育，職業などの領域で行われる，作業に焦点を当てた治療，指導，援助である．作業とは，対象となる人々

にとって目的や価値を持つ生活行為を指す．（2018年承認）

（註釈）

・作業療法は「人は作業を通して健康や幸福になる」という基本理念と学術的根拠に基づいて行われる．

・作業療法の対象となる人々とは，身体，精神，発達，高齢期の障害や，環境への不適応により，日々の作業に困難が生じている，またはそれが予測される人や集団を指す．

・作業には，日常生活活動，家事，仕事，趣味，遊び，対人交流，休養など，人が営む生活行為と，それを行うのに必要な心身の活動が含まれる．

・作業には，人々ができるようになりたいこと，できる必要があること，できることが期待されていることなど，個別的な目的や価値が含まれる．

・作業に焦点を当てた実践には，心身機能の回復，維持，あるいは低下を予防する手段としての作業の利用と，その作業自体を練習し，できるようにしていくという目的としての作業の利用，およびこれらを達成するための環境への働きかけが含まれる．

第1項　評価目的

　ここから，作業療法評価の目的を考えてみます．皆さんの中には事例を読んで考えるときに，すでに問題点をあげていませんか？　たとえば金銭管理に問題があると記述されていたら，金銭管理を中心に考えようとしていませんか？　評価で大切なことは，その人を理解していくことですから，この段階で問題を絞るのは待ったほうがいいと思います．

　だから，作業療法士として何を目的に評価をするのかを作業療法の考え方から導き出しておくことが重要です．では，作業療法の定義から作業療法評価の目的を考えてみましょう．

　作業療法評価目的は，

① その人の健康や幸福に対する考え

② その人は作業にどのような目的や価値をもっているのか

③ その人の身体，精神，発達，高齢期の障害

④ その人の日常生活活動，家事，仕事，趣味，遊び，対人交流，休養など，人が営む生活行為の状態

⑤ その人の行動に影響している環境について

⑥ 相互作用によってどのような社会生活に問題が生じたのか

となります．なんだと思った人もいるかもしれません．定義をそのまま分解しただけではないかと．でも定義から評価の目的を作っているので，思考に一貫性があるのです．ここで重要なのは，特定の問題に目を向けてしまうのではなく，包括的な理解をしていく必要があり，そのためには，作業療法の定義をもとに作成することがコツだと思います．

そして，この方法で考えると，最終的に情報をまとめる（統合と解釈・全体像）ときに役に立ちます．つまりこれらを順番にまとめて，作業療法評価目的に沿って結論を記述すればよいからです．このように考えると目的がはっきりして，評価の見通しが立つと思います．ただしこうやって考えられた結論は，独りよがりにならないように常に担当する本人やご家族とともに確認していく必要があります．

このように，目的を組み立てたら，次にそれを理解するためにどのような手段で行うのかということとなります．

第2項　評価疑問をもつ

評価目的を考えることができれば，より具体的な評価疑問を作成してみましょう．私たちが評価するときはできるだけ具体的な疑問をもつことが大切です．たとえば，前にあげた ④ その人の日常生活活動，家事，仕事，趣味，遊び，対人交流，休養など，人が営む生活行為の状態，と目的があっても実際どうすればいいのかわかりません．そして，何を理解すればいいのかよくわからなくなります．このような何をしていいかわからないときに大切なのは，自分が行動できるまで疑問を具体的にするということです．日常生活活動を知りたいと思っても漠然としていて，どうしていいかわかりません．そのときに疑問を5W1Hで組み立ててみるのです．そうすると少し具体的になってきます．たとえば，昼に（When），患者さんが（Who），ベッドサイドで（Where），食事をどのように食べているのか（What），食べ物をこぼしていることをどう感じているのか（Why）などを観察と面接で理解したい（How）と考えてみます．そうすると自分が何をすればいいのかよく理解できるのではないでしょうか．

また，このように具体的に考えると，何が明らかになったのかもよくわかります．先ほどの例であれば，どのように食べているのかということとこぼしていることの感想です．このように何がわかったのかがよくわかると，次の作戦を考えることができます．たとえば，食事で汁物をこぼすことが多く，本人は気にしていないことがわかったら，夜に（When），患者さん（Who）が，ベッドサイドで（Where），昼と同じように汁物をこぼしているのか（What），本人は昼と同じように何も気にしていないか（Why），観察や面接で確認する（How），と考えてみます．そうすると，昼と夜での違いを考えていくことになります．このように，評価目的をより具体的な疑問にすることが大切です．それを一覧にすると**表1**になります．

この表を完成させていくだけで，評価目的から具体的な評価疑問とどうすれば情報を集めることができるかが一目瞭然です．右側にICFや優先順位を書き込むことで，この評価項目が，

表1　具体的な評価疑問を作成するための表

項目	When	Where	Who	What	Why	How	ICF	優先順位
食事	昼	ベッドサイド	患者さん	昼ご飯	食べこぼす理由	観察	活動	1

ICF のどの領域のものなのかわかるので，評価の後この情報は ICF のどこに入るのか迷う必要
はありません．このように皆さんが扱える疑問にすることで行動の目安を作ることができるの
です．また，表を作成することで，たとえば ICF や How の項目に着目すると，自分の評価の
傾向がよくわかります（自分がどう考えるか）．心身機能の項目が多いとか，観察が多いのであ
まり本人の意見が聞けていないとか，情報や評価は本人ばかりで，家族や他職種が Who に出
てこないとかいろいろと考えることができます．いかがでしょうか．よく何をしていいかわか
らないときに限って，自分たちの問題にしがちです．しかし，きちんとできる方法をとること
ができれば，対応可能なのです．昔，小曽根真というジャズピアニストが『課外授業　ようこ
そ先輩』（NHK）という番組に出たとき，中学生に音楽を教えるのですが，そのときもゆっく
りでもいいから自分が間違わないリズムまで落として，確実に弾けるようにしましょうと言っ
ていました．また同じ番組で，元 F1 ドライバーの片山右京も中学生が体育館でレースをする
ときにゆっくりとコースをたどって考えさせていました．すると全員のタイムが向上するので
す．長年経験している人と同じように評価を行うことは難しいでしょう．だから，自分の手に
負える範囲で，確実に行うことが大切なのです．では評価の手段にいきましょう．

　作業療法評価の手段にはどのようなものがあるでしょうか．実はそんなに多くありません．

　それは，面接と観察と評価法になります．ここでも大切なのは，それらの方法ではなく，ど
んなことを理解したいときにどの方法が有効であるかということです．

第3項　面接

　まずは面接です．面接はさまざまな場面で行うことができます．特に本人と対話を通じてさ
まざまなことを理解できる手法です．しかし，目的をもてず，面接する技量がなければほとん
ど有意義な情報を得ることができないことになります．

　では面接の目的を考えてみましょう．図1を見てください．

　これは，エルンスト・マッハというオーストリアの物理学者・哲学者が描いた図です．なん
となく不思議な絵ですね．これは，実は自分の目から体も含めた情景を描いたものです．

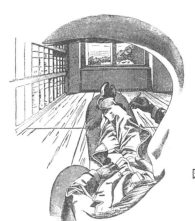

図1　マッハの自画像．マッハの左目で見た
　　　視覚体験．
　　　（E. マッハ：感覚の分析．法政大学出版局，
　　　　1971 より引用）

　よく，面接では相手の表情や行動，言葉について理解すること，と書かれていますが，面接でまず大切なことは，この対話している相手がどのように周りを理解しているのか，この人がどのような思いや考えがあるのかという視点ではないかと思います．つまり，この絵のように相手がどんなふうに世界をみているのかということです．

　相手から表現される行動は，どう解釈するかよく考えなければなりません．私たちは往々にして，相手の表情や行動から間違った理解をしてしまう可能性があります．そのことで，相手にレッテルを貼ってしまったりすることがあるかもしれません．もっとひどい場合には，その人のことがわかったような気がしてしまいます．でもよく考えると私たちは人によって，それぞれ態度や表情を変化させるものです（習慣）．でも，多くの人は，さまざまな状況や居合わせた人の影響よりもその人自身の性格と捉えやすいので注意が必要なのです．たとえば面接中に静かで声が小さいからといって，必ずしも「おとなしい人」とは限らないのです．そうやってその人のことを判断（ジャッジメント）することをやめて，判断を保留することが大切だと思います．このように考えると，実は観察というものは非常に危ういということです．面接もそうですが，人を判断していくわけですから，判断を常に疑っていく必要があると思います．でも専門家の特性としては，少ない情報でその人の特徴が言えると「さすが専門家」と周囲に褒められたりするので，余計に何か判断をしてしまう可能性があると思います．少し脱線したので，元に戻ります．

　では，その人から見た世界をどのように理解していけばいいのでしょうか？　それは，その人に話しかけ，答えてもらうとき，まさに本人の語りにあると思います．まずは作業療法士が言葉を投げかけて，それに対して本人がどのように答えるかが大切だと思います．たとえば，「自宅で食事はどうされているのですか？」と作業療法士が面接で質問したところ，「いつもはスーパーでおかずだけを買って，ご飯を自分で炊いて食べている．本当はおかずも作れるけれど，一人暮らしでおかずのための食材を買うと腐らせることが多かったし，あと，スーパーは夕方からおかずを安売りするので，そのほうが安上がりで楽だから，そうしている．最近はスーパーの人と仲良くなって，安くしてくれることもある．お金はできるだけ使いたくないから，このやり方が一番いいと思う」と発言されたら，皆さんはどのように理解していくでしょうか．私ならご飯が炊けるということ，何度か材料を腐らせたこと，食事の準備方法を変更したこと（おかずを作るから買うに），お金を使いたくない，必要であれば人と仲良くする，というところを取り上げます．そして，特に本人の価値観としては，お金を使いたくない，無駄が嫌いというものがあるのではないかと思います．

　別の例で考えてみましょう．

　「最近はやりたいことがありますか」と聞いたとき，「何にもやりたいことなんかない．ここに入院してたら，やりたいことなんてない．昔は買い物に行きたいとか，映画が見たいとか言っていたけど，いまはやりたいことはない．でも毎日ご飯が食べられて，幸せだ」と答えられたら，皆さんはどう考えますか．こういう話を聞くと作業療法士，つまり専門家は専門用語や医学用語を使いたくなると思います．こういう場合に「陰性症状」という専門用語で表現す

る人がいるのではないでしょうか．でもよく考えるとこの言葉は単に「やりたくない」という意欲の問題を「陰性症状」に置き換えただけですよね．ここから，本人がどのような価値観や考えで物事をみているのかは理解できません．では何を読み取っていけばいいのでしょうか．それは，希望はあったがいまは諦めているということ（諦めるまでに何があったのだろうか）（吟味），でもご飯を食べて幸せを感じていること，つまり未来は諦めているけど，いまを楽しんでいるのではないかと考えます．ああ，こんな先行きの見えない中で楽しめるものをもっているのだな．そんなふうに考えます．こんなふうに面接を通じて，世界観といえば大げさですが，その人が日々をどのように感じて，考えているのか，そして，何が一番大切で重きを置いているかということを理解することが大切だと思います．妄想を語る人と面接しても，不合理な妄想をいっている，わけがわからない．だから言語機能や思考機能の問題だと簡単に片づけてしまってはだめだと思います．もし恐ろしい妄想を語られたら，内容はともかく，何か恐怖を感じる体験をいましているのだろうなと考えることが大切であると思います．

　このように，面接を「その人からみた世界」という視点でみていくことはとても大切なことだと思います．私たちの楽しみや苦しみは私たちがどのように世界をみているかということなのですから，そして，常に忘れてはいけないことは，同じ世界をみながら，決して同じ体験はしていないということです．つまり，同じような世界にみえていても精神障害をもつ人には，不安や恐怖で渦巻いている世界なのかもしれません．その違いを意識しつつ，相手の世界を理解していくことに面接の意義があると思うのです．皆さんもそんなことを考えながら面接をしてみてください．

　この基本がわかれば，あと大切なことは，作業療法士としての面接における視点です．

　私たちは作業療法目標と同じような視点に立って，面接を組み立てる必要があります．

① その人の健康や幸福に対する考え

② その人は作業にどのように目的や価値をもっているのか

③ その人の身体，精神，発達，高齢期の障害

④ その人の日常生活活動，家事，仕事，趣味，遊び，対人交流，休養など，人が営む生活行為の状態

⑤ その人の行動に影響している環境は？

⑥ 相互作用によってどのような社会生活に問題が生じたのか

となります．このような概略の中で相手に対する質問を考え，対話をしながら理解を進めていく必要があります．また，こういった面接は機会があれば何度か行う必要があります．また，医師や看護師，ソーシャルワーカー（PSW）のもつ情報と見比べていく必要があります．何度もいいますが，私たちは少ない情報ですぐに判断する癖がついているので（習慣），それをいかに防ぐかが大切です．ですので，自分の見方と他を比較してください．また，面接を行いながら評価を行う評価表や多くの教科書には面接で聞くべき内容が記述されています．ただ，評価表やリストを使用した面接はとてもうまく情報が手に入るのですが，実は聞いている項目以外のことを聞くことができていない可能性があるので慎重に考える必要があります．

第4項　観察

　次に観察に進みましょう．観察とは，なんでしょうか？　簡単にいうと，相手の発言や動作をみて，そこで何が起きているのかを察することといえます．とにかく向こう側にいる人の理解をしていくためにみるのです．ただ，そのためにはみるだけではなく，音や触覚などさまざまな感覚を使って理解していく必要があります．そして，観察する人はいろいろなことに気がついていく必要があります．ここが難しいのです．観察はみている側がいかに気がつくのかにかかっています．観察は面接と同様とても技術が必要な評価法です．ではどうしたら気づくことができるのでしょうか？　そのために大切なことは，もし自分が行ったことがある作業なのであれば思い出し，自分の取り組み方，気をつけている点などを思い出すことになります．そうすることで，一つの基準ができます．このとき，自分の方法を基準にもってくることに躊躇する人がいます．自分のやり方が標準的かどうかわからないと言う人もいます．気をつけてほしいのは，私たちは相手のことを理解したいのです．たとえどんなに偏ったやり方であっても，それを基準にみていくことで，どれくらい隔たっているのかを理解できると思います．そして，理解した事柄がもし，偏っていると感じたならば，さらに他の人のやり方を聞いて，補正する必要があると思います（吟味）．真実があるかないかよりも，仮説でもいいので，こんなことがいえるのではないかと考えておくことは大切だと思います（新しいアイデア）．このように，いつでも仮説であると考え，いろいろな視点からみることで，徐々に理解へ近づいていくことはとても重要です．しかし，いくら理解したと感じてもあくまでそれも仮説であることは必ず踏まえておいてください．

　観察で大切なことは，みる視点をもつために言葉をもつことです．実は観察するときには言葉が大切なのです．単にみているだけなら映像です．気がついていくためには言葉が大切です．言葉は映像など連続して存在するものにいったん切れ目を入れて表現できるからです．分節化といいます．たとえば身体だけであれば，一人の体すべてを差しますが，肘，膝，頭部などという言葉を使うと，分節化されて，身体から頭部だけを取り出すことができるということです．このように言葉は観察にとって非常に大切なものです．逆をいうと，言葉が豊かでないといくら観察してもみているだけということになるのです．では言葉はどこから手に入れればいいでしょうか？　たとえば，いろいろな教科書に観察のポイントとしての言葉が掲載されています．私は AMPS（Assessment of Motor and Process skill）の技能項目や人間作業モデルに掲載されているコミュニケーションと交流技能をよく使っています（**表2**）．

　慣れないうちは，言葉を借りてでも自分の視点を増やしてください．そうしないとみることもできませんし，みたことからの考察も十分行われなくなります．

　では観察した事実からどのように考えていけばいいのでしょうか．これを考えていくためには人間がどのように行動しているかのモデルが必要となります．一つのモデルとして，感覚→知覚→統合→経験・記憶→作業記憶→作業計画→実行→結果評価→経験・記憶という流れを一つのモデルとして考えてみましょう（思い出す）．そのときに判断として何ができて，何ができていないかを考えてみるのです．

表 2　運動技能と処理技能，コミュニケーションと社会交流の技能

(『人間作業モデル [理論と応用]』より著者が作成)

運動技能

中分類	技能
姿勢	安定させる、アライメントを保つ、体位を取る
可動性	歩く、手を伸ばす、曲げる
協応性	協応する、操作する、よどみなく動かす
力と努力	移す、運ぶ、持ち上げる、測定する、握る
エネルギー	肉体的努力、持続する、ペース配分する

処理技能

中分類	技能
エネルギー	ペース配分する、注意を向ける
知識	選ぶ、使う、扱う、留意する、調べる
時間の組織化	開始する、続ける、順序立てる、終了する
空間と対象の組織化	探す・突き止める、集める、組織立てる、戻す、操縦する
適応	気づく、調節する、調整する、利点を得る

コミュニケーションと交流の技能（領域と技能）／社会交流の領域と分類

中分類	技能	社会交流の領域と分類
身体性	ジェスチャーをする、見つめる、接近する、姿勢を取る、接触する	応対する：向ける、見る、確認する、触る
言語	明瞭に話す、話す、焦点を当てる、流暢である、声の調子を変える	送る：挨拶する、答える、質問する、承諾する、励ます、展開する、はっきりさせる、制限を設定する、感謝する、終える
情報交換	尋ねる、表現する、共有する、主張する	
社会	タイミングをとること、協調すること	タイミングをとること：反応に合わせる、流暢に話す、交代に話す、長さを調節する、仕上げる
		協調すること：アプローチする、自分の身を置く、姿勢を取る、言葉を合わせる、開示する、感情を表現する

観察内容

「買い物に行ったところ，買い物リストは手に持っていて，売り場まで行くことができる．しかし，カレールーを買う必要があるにもかかわらず，ハッシュドビーフのルーを選んだ．他のメンバーに指摘されるも購入して持って帰ってきてしまった」

ここからモデルを通じてわかることは，感覚・知覚は問題なくできていること．知覚を統合して行動計画を立てることができている．しかし，過去の体験・経験からカレーとハッシュドビーフの違いを選ぶことができなかった．また，メンバーからの指摘は聞こえていたはずであるが，カレールーを買うように計画を変更できなかった．

これらから，できていたこととしては，感覚・知覚・統合・購入行動は可能であった．しかし，過去の経験や記憶を生かして行動計画を修正すること，カレールーとハッシュドビーフを見比べること，また他の意見に合わせて行動を修正できないこと，行動結果を評価して行動修正ができなかったことができないことになります．このようにある行動上のモデルをもとに，何が可能で何が難しかったのかを考えます．そうすると例の観察からは，見比べたり，意見を聞いたりして，自らの行動修正が難しそうかもと考えてみます（新しいアイデア）．では，次にこの仮説をより確かなものにするためには，どのような場面を観察すればいいかを考えることができます．この場合，行動修正が問題かもしれないので，料理のメニューを考えているときに，本人はいろいろな人の意見を聞いて行動を修正するのか？　それとも意見を聞かずに行動してしまうのか，あるいは単にハッシュドビーフは経験がなくてカレーと間違っていたのか，とも考えられます．ですので，新たな作業で観察がみられたものが再度再現されるのか，あるいは異なるのかを他の作業を観察することによって仮説を確認することができます．また，本人に面接し「この間ルーを間違えたみたいですけど，なぜですか？」と聞いてみることで本人がどのように体験していたのかを確認することができます．このように，ある仮説を立ててみると，それにあう観察や面接での情報が集まるのか？　それとも異なるものなのかを何度も繰り返していきながら徐々に仮説を考えていくということが大切になります（吟味）．

そして，いくつかの状況を観察することで，少しずつ機能障害について考察していきます．よく一つの場面で精神機能の問題を指摘する人がいますが，それはあまりに根拠としては十分ではありません．なぜならたまたまできなかったということ，他の原因によってできなかったということ，あるいは作業の違いや環境の違いによっても異なるからです．

ですので何らかの機能障害を考察で導き出すためには必ず2〜3の観察に基づいて考える必要があります．ただ，この方法でたとえ機能面が問題と考察できても，あくまでそれは仮説に過ぎないということです．常にその感覚は大切にしてください．

先ほどの人のその後の観察を書きます．

次の料理のメニューを決めるミーティングのときに，次はハンバーグがいいと本人が発言した．作業療法士は前回のメニューがハンバーグだったことを伝え，以前のメニュー表について示した．また他のメンバーからも前回作ったのだから違うメニューがいいと発言された．しか

し本人はハンバーグを作りたいと変わらず主張していた．その後面接したときに「どうしても
ハンバーグが食べたかった．作業療法士や他の人の意見は聞けていたが，自分はハンバーグが
食べたかったので意見を通した」というような観察・面接内容が確認されるとやはり本人は他
の人と協調しながら，行動を修正したりすることが難しいように考えられます．また，過去の
メニューを見せられても修正できませんでした．こうなると仮説としては，過去の経験や記憶，
周囲の状況や助言に対応して，行動修正ができないことになります．ここで，機能障害として，
認知の柔軟性や思考機能，衝動性のコントロールなどが問題なのではないかと仮説を立てるこ
とになります（新しいアイデア）．これもあくまで仮説です．ですので，まだこの仮説に同意す
る，あるいは仮説とは異なる観察内容を求めてさらなる観察が必要となります．このように評
価をすることは面接・観察した内容からモデルを通じて，仮説を作り，その仮説を支持する，
あるいは反対する面接・観察内容を求めてさらなる観察を行うということなのです．そして，
このプロセスはとどまることがありません．作業療法を行う限り，繰り返す必要があります．

第5項 評価バッテリー

　最後の評価手段は評価表です．評価表を使用することはいままでの面接や観察と異なり，確
かな結果を示してくれます．このことは作業療法士が面接・観察を通じて考えた仮説をより確
かなものにしてくれるデータとなります．しかし，評価表を使用するときに大切なことは，確
かな情報が得られますが，項目以外の内容を見逃している可能性があること，結果が点数など
で表現されますが，必ずしもその結果が決定的になるとは限らないということです．また，こ
ういった評価表には，マニュアルがありますのでそれに従って実施することが求められます．
またこれらの評価表を作成した論文なども読んでおく必要があります．たとえば，どのような
研究方法で評価表が作成されたのか，信頼性（誰がやっても同じ結果になる）や妥当性（評価
表は本当に求めているものを測定できている）はどれぐらいなのかということです．たとえば，
精神障害者社会生活評価尺度（Life Assessment Scale for the Mentaly Ⅲ：LASMI）などは評
価者が評価する人と3カ月以上過ごしていることが条件だったりすること，また観察された事
項のみ評価することが論文で述べられています．

　また評価表は定規と同じなので，計れるものが計測できれば強力ですが，計れないものを計
測したかのようになっていると問題です．常に何を評価する評価表なのかを考えておく必要が
あります．また，いろいろな評価テストを数多く実施する人がいます．でもほとんどそれで結
果が出ても，信ぴょう性に欠けますし，倫理的にも問題です．貴重な時間を費やすのですから，
目的をもって，何を行うのかをじっくりと考える必要があると思います．

　このように作業療法評価は，① 心身の働きや障害について，② その人の応用的動作能力や社
会的適応能力，③ 作業は何ができて，何ができないのか，④ その人の影響している社会的障壁
の具体的な内容を集めていきながら，⑤ 相互作用によってどのような社会生活に問題が生じた
のかに答えていく必要があり，そのために面接，観察，評価法を使用してその具体的な内容を
集めていくのです．精神科で使う評価バッテリーはさまざまな教科書に記載されているので割

愛します.

第6項　統合と解釈

　では作業療法プロセスを進めていきましょう. 次は情報をまとめること（統合と解釈）になります. このプロセスは情報収集や作業療法評価などによって得られた情報やデータを統合し, 解釈することです. 統合とは何を意味するのでしょうか. 統合とは, 情報やデータをまとめていくことであり, 解釈とはまとめたデータからこのような仮説が考えられるのではないかという, 物語をつくり上げるということです. では, どうやって情報やデータをまとめていけばいいのでしょうか. そのためには, 皆さんがまとめていくために枠組み（以下, モデル）を考える必要があります. そして, 皆さんがどのようなモデルで情報やデータをまとめようとしているかがとても大切です. なぜなら, モデルを選ぶ段階で皆さんの視点が影響します. このことは非常に重要です. 私たちは中立でみていることはありません. 皆さんがどのようなモデルに沿ってまとめていくのかはとても大切なことです. では, 理論やモデルにはどのようなものがあるでしょうか. 代表的なものはICF（International Classification of Functioning, Disability and Health）です. またCMOP（Canadian Model of Occupational Performance）, 人間作業モデル（Model of Human Occupation）, 作業遂行モデル（Occupational Performance model）, 作業遂行生態学モデル（Occupational Performance ecological model）, 川モデル（The Kawa Model）などがあります. いま紹介したモデルは, さまざまな情報やデータを包括的に理解するために適しています. ただ, ICF以外は作業療法士独自のモデルや, 海外のものであるので使用には注意が必要です. またさまざまな人がこのような作業療法独自のモデルなどをわかりやすく解説している本もありますが, 一度は原著となる本を読んだほうがいいと思います. またこれらのモデルはあくまで包括的です. 特定の問題（脳機能, 運動機能, 認知機能, 感情機能, 痛み, 学習, 発達など）を考えるためにはより特化したモデルが必要となります（以下, 特定モデル）. つまり, 最低でも包括的なモデルと特定モデルを用いて情報やデータをまとめていく必要があるということです.

　また理論は対象者との関係を作るときにも必要です. 治療関係を結ぶことが難しい対象者に対していかに協力関係を作っていくのか. それは, セラピストの声かけ, 表情, 動作に影響し, 自らがどのように考え行動しているのかをモニタリングする必要があります. 対象者であることでもさまざまな理論があるように, これらのことを自分なりの感覚で行っていてはいけないのです. 俺流や「自分なりの考え」を強調する人が時折いると思いますが, どのような考えをもとにその考えをもっているのかという説明や自分の考えで配慮できている部分, できていない部分を明らかにすることが大切です. そのような考えが述べられないと, あくまで自己流に過ぎないということです. つまり専門家にとって大切なのは自分らしさではなく, 自分をなくし, 理論や論文などの根拠に基づいて判断し行動することなのです. 精神科医の中井久夫は, 『看護のための精神医学　第2版』で「最も治療的であるときは, 自分を感じることがない状態である」と述べています. そして, 自己流にこだわる, やっかみの強い専門家が対象者に害と

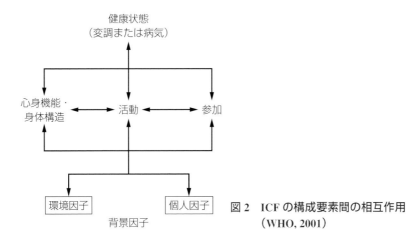

図2 ICF の構成要素間の相互作用
（WHO, 2001）

なることを示しています．だから，作業療法は，それを行う自分のアイデンティティやプライ
ドにしてはいけないのです．これを抑制するため，自分だけの考えで進めていないというため
にも理論が必要なのです．かつて物理学者のニュートンがフックに宛てた手紙で次のように書
いています．「私がかなたを見渡せたのだとしたら，それは巨人の肩の上に乗っていたからで
す」．巨人とはこれまで考えられてきた先人の発見の積み重ねを指します．つまり私だけが発見
したのではなく，巨人の肩という先人の発見や考えなしにすることはできないということで
す．このように謙虚さと，客観的に考えることがセラピストには求められます．

　さあ，モデルについて理解したところで，統合と解釈を考えてみましょう．今回は ICF で統
合してみましょう．皆さんが取得してきた情報や作業療法評価で得たデータを分けていきま
す．ICF には，生活機能の要素として3つ（心身機能・身体構造，活動，参加）があり，背景
因子として2つ（環境因子・個人因子）があります（図2）．話は変わりますが，皆さんは ICF
と聞いてどのような図を思い浮かべますか．

　図3が ICF として紹介されます．でも実はこれは生活機能の構成要素間の相互作用と呼ばれ
ているもので，生活機能の要素と背景因子の関係性を示したものなのです．では ICF はどれな
のか．『国際生活機能分類』（中央法規出版，2002）に掲載されている ICF の構造が，実は ICF
なのです．なぜなら ICF がどのような構造なのかを示しているからです．

　この ICF の構造を使うと統合が行いやすいのです．ではどうしていけばいいのでしょうか．
方法としては，まず ICF の構造の下部にある構成概念/評価項目というエリアに注目します．
するとそこには，心身機能の変化，身体構造の変化，能力，パフォーマンス，促進因子/阻害因
子となっています．まず統合するときには，集めた情報やデータを分類して，評価項目に入れ
ていきます．たとえば，幻覚や妄想がある場合には，心身機能の変化に入れることになります
し，作業療法室で料理をしたときの様子などは能力に入れます．また，実際のスーパーでの買
い物の様子などは，パフォーマンスのところに入れます．働いている工場の機械が難しい場合
には阻害因子，工場の人が手助けしてくれるという場合は促進因子と考えられます．このよう
に得られた情報を評価項目の中に入れていきます．ここでよくわかりづらいこととして，活動

72

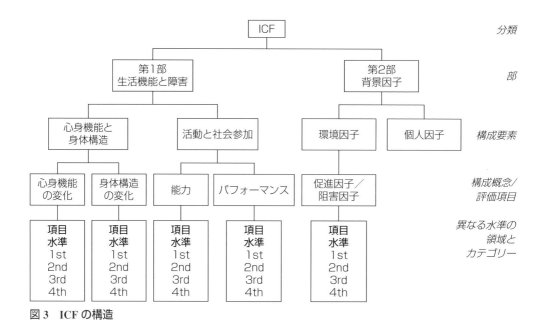

図3　ICFの構造

と社会参加がありますが，ICFの構成要素間の関連図ではよくわかりませんし，いろいろな説明では，活動はADLやIADLの内容で，社会参加は社会での活動とよく記述されていますが実は間違っていて，本当は能力とパフォーマンスで考えることがICFの構造からも読み取れますし，『国際生活機能分類』にもそのように記載されています．つまり最大にできる能力と実際の場面ではどのような行動（作業遂行）をしているのかを理解することが大切です．

　このようにして，得られた情報や作業療法評価したデータなどを項目として入れて，その上の段階でまとめてみます．つまり，「この人の心身機能の変化」というテーマとして，まとめてみるのです．そうすると現在の「心身機能の変化」，「身体構造の変化」，「能力」，「パフォーマンス」，「促進因子／阻害因子」としてまとまります．そして，これらがまとまったら，その上の項目としてまとめていきます．「心身機能の変化」，「身体構造の変化」で「心身機能と身体構造」，「能力」と「パフォーマンス」から「活動と社会参加」，「促進因子／阻害因子」から「環境因子」，そして，いままで集めてきた行動に関係のないその人の特性（価値観，経験など）を「個人因子」としてまとめます．そして，さらに上をたどっていくと「心身機能と身体構造」と「活動と社会参加」から「生活機能と障害」というテーマでまとめ，「環境因子」と「個人因子」から「背景因子」としてまとめます．このようにICFの構造を使用すると，下に降りると評価項目を導き出すことができ，逆は統合と解釈ができるのです．

　こうやって「心身機能と身体構造」，「活動と社会参加」，「背景因子」として「環境因子」と「個人因子」がまとまると，次にICFの「構成要素間の相互作用」をもとにそれぞれの関連性を考えていきます．関連性を考えるためには2つの考え方があります．それは，相互依存性と相対独立性です．相互依存性とはそれぞれの要素や因子が影響し合っていることをいいます．たとえば，心身機能として，記憶障害があるので，活動と社会参加として料理ができない．こ

のようにお互いが影響し合っているものを相互依存性といいます．これは，できないことができないことを引き起こすだけでなく，できることができることを引き起こすことも考えられます．次に相対独立性です．これは，記憶障害があるが，マニュアルをみることで，料理ができた．つまり記憶障害の影響が最小限になっている状態のことを指します．それぞれの要素や因子の関係の中で相互依存性，相対独立性を考えていくのです．このように考えていくことで，徐々に要素や因子の関連性がみえてきます．情報収集や作業療法評価から得たデータをまとめていき，全体を理解しながらも別の視点に注目する必要があります．それは特定の問題についての関連性です．全体的なまとめができてくると，その人がある活動がうまくできず，別の場面では異なることができなくなることがあるとします．このとき，問題をバラバラに考えるのではなく，同じ人間がしているので，何らかの法則性があるのではないかと考えます．たとえば，ある人が料理で材料を切っているときに，指示されたように切ることができず，形も不揃いです．でも本人はそのことを気にしていません．また，別の場面では，お皿を洗っているときに水を出しっぱなしで，あたりも水浸しです．また，本人は水で濡れるのですが気にはしていないようです．このような場面が観察されたら，どこかに共通点はないかと考えます．なぜなら，それは同じ人がしているからです．こう考えると場面や作業は違えども，どこかに共通点があるということです（共通点があれば，相違点もあるということです）．この例の場合の共通点とは何でしょうか？　1つは本人がまったく気にしていないこと，次に指示を聞いていないこと，水を出しっぱなしだが調整しないことがあげられます．これらから考えると，この人は状況の変化に対する理解や対処が十分できていないことがわかります．また，それは周りの状況だけでなく，本人の状態にも無頓着といえそうです．また，2つの場面では包丁やお皿を洗えているので基本的な家事の技能はもっていることが理解されます．まとめると，この方は，料理や家事の基本的な技能は持ち合わせているが，状況や自分に生じたさまざまなことに無頓着で行動を修正することをしない，ということがわかります．このように，その人が示す特徴的な行動にある背景を探ることを通じて，本人の背後にある法則性が理解されてきます．このようなことが理解されてくると，この法則性がおおよそ正しいのか，間違いなのかを他の場面の観察などを通じて考えることができます．異なる作業の場面で同じように無頓着な場面がみられたり，必要とする技能を発揮するところがみられると法則性は少し信頼が置けるものになってきたといえます．このように全体をまとめていく中で，示される特定の問題の背後にある法則性（仮説）を見い出していくことが解釈となります．この解釈が考えられてくると，今度はその人が次に行う行動を予測できたりします．この解釈ができること，解釈するために何度も仮説を考え，修正することが大切です．このことは後々の目標設定やプログラム立案に影響します．

　ただ，このように解釈をしていくためには，法則性を見つけていくことも大切ですが，もう一方でさまざまな機能的な機序を理解しておく必要があります．それがセオリー（理論）となります．理論には神経伝達や筋収縮，脳機能などの生理学的理論，学習理論や心理学の理論，教育・発達理論など多様なものがあります．これらを理解しておくことは，現象から法則性を

理解するときに大切です．学生さんも現実の行動を理解することはよくできているが，その法則性になると途端に難しくなるときがあります．なぜ次に進めないかというと，やはり背後にある法則性を理解しようとする姿勢とさまざまな理論を知らないためです．ですから理論を知っておくことが必要であると思います．

　このように情報収集から始まり，作業療法評価を行い，集まったデータを統合し解釈することができると，もうその人の目に見える行動ばかりに注意が向くのではなく，法則性に関心が移ってきます．そしてその人の法則性を理解できてくれば，いよいよ作業療法計画を策定していきます．ようやく作業療法士がどのように支援として行動していくかということが決定されていくわけです．作業療法士として一番大切なのはこの計画立案です．なぜなら，この計画立案こそが，直接相手に対して何かを行うことだからです．まさに作業療法の魅せどころです．いかにここを大切に考えていくかはとても重要です．

第7項　プログラム立案

　ではどのように計画立案を考えていけばいいのでしょうか．最初に行う必要があるのは目標設定になります．目標設定が大切なのはこれが作業療法を一緒に行っていくための道しるべになるからです．どこを目指すのかということはより具体的な行動を引き出します．目標を達成したときには，結果評価を具体的にできますし，逆に目標達成できなかったときもなぜできなかったのかについてより具体的に考えることができます．それくらい目標設定は大切なのです．最近は多くの雑誌で目標設定の特集が組まれています．詳しくはそちらを参考にしてください．ではどうすればいいのでしょうか．単純に本人の希望を当てはめればいいのでしょうか．目標を考えていくためにいいモデルがあります．それは散髪屋さんモデルです．散髪屋さんではどのような髪型にするか（目標）について考えるときに客の意見だけで決定はしていません．また，一方的に理容師さんが客の髪型を決めることもありません．子どもの散髪に行くと，髪型に関して子どもの意見，親の意見，理容師さんの意見などが出てきて決定されていくこともあります．このように目標設定は関連しているさまざまな人たちと本来は考えていくべきことです．最低でも本人と対話して目標設定をすることがとても大切です．一番よくないのは，作業療法士などの専門家だけで目標を立てることです．多くの専門家は目標設定を単独で立てることができると考えているかもしれませんが，それは大きな間違いです．専門家は単独で目標を立てることができません．少し考えるとよくわかります．皆さんの保護者は，皆さんが将来したいこと，これから行うべき勉強などをきちんと予測して，目標を立てていたでしょうか．ほとんどの場合は，難しかったのではないでしょうか．このように，実は人の目標を他人が立てるということはほぼ不可能に近いと考えておいてください．もし専門家が立てるというのであれば，散髪屋さんは客の話を聞かないでしょうし，頭の形や髪質，髪の流れなどを見ただけで髪型を考えることでできるはずです（そうすると散髪屋さんで話すこともなくなると思います）．私たちの髪型は頭の形や髪質などだけで決まっているわけはないからです．たとえば，いつもは短いけど，明日はデートに行くので少し長めにしたいとか，明日は就職試験なのでかっ

ちりとした髪型にしたいとか，夏休みになったので羽目を外して染めてみたいなどいろいろな欲求や人との関係で髪型が決まります．私たち専門家が目標設定に失敗しがちなのは，このように髪型を決定するのに関して，見えていない部分がたくさんあるからです．専門家にはこのような背景は見えていないですし，見えているところだけで目標を決めようとしますから，本人にとって方向性をもたない目標となる場合があります．私たちが理解しておかなければならないことは，あくまで他人であるということです．そして他人の欲求や背景はみえていないことに気づきます．そうすることでもっと慎重に対話しながら考えることができます．このように書くとそんな悠長なことをいってられない，早く目標を立てる必要があるという人がいるかもしれません．でもそれは百害あって一利なしです．それくらい慎重に対話することが大切だと思います．早急に決めた場合，どこか無理があると考えてください．あくまで当事者である本人が生活していくための目標です．

　長くなりましたが，目標設定をどのようにするのかを考えていきましょう．まず期間的により遠い将来から考えていきましょう．1年後，6カ月後どのような行動をできるようにしようかと考える必要があります．当事者や家族，さまざまな人とともに一緒に考えるのが肝要です．特にどのような行動という部分が大切です．行動が重要であるというのはなぜか．それは行動を目標にしていると，できたかどうかの結果評価がしやすいということです．もし感情や経験を目標にしたらどうなるでしょうか．たとえば，「スーパーでの買い物を楽しめるようにする」という目標はどうでしょうか．スーパーに行ってジュースを買って楽しかったと発言しようがスーパーで商品を見ているだけで楽しかったと言われても，楽しかったということには違いがないので，目標達成したかどうかは分別がつきません．それに比べて，行動の場合は異なります．「スーパーに行って安くなったおかずを選んで購入できる」や「料理に必要な材料を購入することができる」というような目標は，実際にそれができたかどうかを評価することができます．このように行動で目標を記述できることが大切であることが理解されます．また，本人や家族も目標に届きつつあるのかということを自ら評価できるので，達成度を確認することができます．このように目標は具体的に評価できる行動で記述したほうが適切だと思います．

　このように長期目標で6カ月〜1年，短期目標で1〜3カ月で達成可能な目標を本人とともに設定していきます．またそれぞれの目標の関連性も考えないといけません．ここでも大切なことは長期目標から考えていくことです．私たちは短期的な目標から考えがちです．よくあるのは，本人は金銭管理が難しいので，金銭管理ができるように1週間の赤字が出ないように買い物ができる，と目標を考えて，これができれば，次にアルバイトを探して求職活動を行うと目標を立てようとします．しかし，多くはうまくいきません．このような目標の立て方を積み上げ式というのですが，これは少しずつ視界が開けてくることと似ています．ですから短期的な方法は見えてもその先どうなっているのかがよくわからないのです．ではよく関連づけられた目標を考えてみましょう．まずリハビリテーションゴールです．これは本人，家族など，対応する専門家などがもつ方向性です．たとえば，「6カ月後に自宅での生活を再開できる」と設定したとします．そうすると作業療法では，このリハビリテーションゴールに対して，長期目標

を立てます．今回は自宅での生活が目標なので，長期目標として，「6カ月後，ヘルパーにアドバイスをもらいながら，自ら買い物などを行うことができる」としてみます．リハビリテーションゴールが自宅での生活に対応して，作業療法の長期目標は買い物ができることになっているのです．つながりがみられるのがわかるでしょうか？　そして，短期目標を考えます．短期目標は長期目標が買い物なので，「デイケアで支援を受けながら1週間赤字を出すことなく買い物できる」となります．このようにリハビリテーションゴールから短期目標まで首尾一貫してつながっていることが大切です．そしてこのつながりは本人がいま回復のどこにいて，これからどこに向かうのかがよくわかるのです．目標は作業療法士だけのものではありません．作業療法を受ける本人に一番有益である必要があるのです．そのことはとても大切なことです．

　また，最近では本人の希望や思いを聞いてそれに沿って目標を立てることがよくいわれます．しかし，考えないといけないことは，本人の希望や思いがいつでも良い方向性をもたらすわけではないということです．本人が話したこと，やりたいことがすべてよく状況を見据えて考えられたものであるとは必ずしもいえません．だからいろいろな人と議論する必要があるのです．だだし，だからといって本人の希望や思いが十分考慮されたものではないから無視すればいいということでもありません．問題なのは対応しているみんなが，これからどうすればいいのかわかっていないことであり，だからみんなで話し合う必要があると思うのです．本人の希望や思いだけに頼っていたら，対応する専門家は必要なくなります．以前に散髪屋さんのモデルでセラピストとの関係を考えましたが，本人は自分がしてほしい髪形だけを聞かれても本人の満足は上がりません．本人の希望も聞きながら，また専門家として提案できることが大切だと思います．必要なのは討論や説得ではなく，対話なのです．対話はお互いの意見を尊重しつつ新たな結論へと向かう方法です．どちらが正しいとかこちらが正しいとかではないのです．セラピストと本人の間には対話が必要なのです．

　そして，この対話を通じた相互の信頼構築が重要となるのです．セラピストは知識や技術があるから信用されるのではないのです．知識・技術を伴い互いに対話できる関係があるからこそ，信用されるのです．よく信頼関係が大切だといいますが，ではその信頼関係をどのように構築するのかはあまり教科書などには書かれていません．それは当たり前のことを当たり前にしてくれる人のことかもしれません．

　少し脱線しました．このようにリハビリテーションゴールから短期目標まで首尾一貫して目標を本人や家族とともに設定できたなら，いよいよ治療計画を立案するというプロセスに進もうと思います．ただ1点注意があります．目標を設定したからといって，本人や家族，セラピストがその目標に縛られてはいけないということです．ややもするとうまく目標達成できないと非難につながることがあります．目標を達成できないのがいけないことではなく，私たちの設定した目標が間違っていたのです．どこかで，情報を見落としていたり，きっとできるという思いに駆られて高い目標を設定したり，どうせ難しいからと低い目標を設定したりしているのです．決して達成できないことを本人の問題にすることはないようにしたいものです．私たちはついつい本人の能力のせいにしてしまいます．しかし大切なことはやるべきことが高度で

あったり，一人でしなければいけないと思い込みがあったり，私たちの設定が間違っていることが多々あるのです．例で考えてみるとよくわかります．大人が犬を間違えて，猫といったら，その大人の理解は疑われます．本人が問題だというわけです．しかし，赤ちゃんが犬を猫と間違えてもだれも非難しません．大人と赤ちゃんは同じ行動をしているだけです．しかし，私たち大人は正しく答えられるはずだという思いや仮説をもっているため，それができない本人自身に何か問題があるかのように考えてしまい，実は犬みたいな猫で間違ってしまったのかもしれませんし，あなたを驚かせたくてわざとそう言ったのかもしれません．でも私たちは本人の機能や能力の問題にしてしまうのです．どうでしょうか．このように定型化された見方から私たちは離れる必要があります．以前にも述べた発達心理学者の浜田寿美男はそれを『人間を理解するとはどういうことか』で「白紙から考える」と述べています．いかに先入観なく白紙からみられるのかが大切だと思います．こう考えると目標が達成できないようにみえたときほど，クリエイティブにいろいろと考えることができるチャンスなのです．ぜひ本人や家族，他の専門職などと共にアイデアを交換してほしいものです．

　いろいろと書きましたが，では計画に移っていきましょう．

　先ほど統合と解釈のところで「料理や家事の基本的な技能は持ち合わせているが，状況や自分に生じたさまざまなことに無頓着で行動を修正することをしない」という仮説を考えました．そして，短期目標としては，「1 週間赤字を出すことなく買い物できる」となっています．どうすればよいのでしょうか．計画を考えるときに大切なことは，それは目標のときと同じで私たちと同じやりかたを求めないということです．私たちはよくその間違いを犯します．それは私たちにはできてもほかの人にはできるとは限らないのです．よく趣味をもてたら，もっと QOLが向上するという意見で，本人が何か趣味活動でもできることを目指して計画を立てるセラピストがいます．でもやりたいことを行って，それが要因となって QOL が上がるのはその方法ができた人だけなのです．私たちは過度に自分の成功した方法を一般化する傾向にあります．しかし，同じ方法が他者に通用するとは限りません．というか，ほとんど通用しないでしょう．だから私たちは私たちが行った方法ではなく，まさにその人が学びやすい，対処しやすい方法を考える必要があります．他者を他者として考えることがとても大切なのです．これに関してはR.D. レインという精神科医が『自己と他者』（みすず書房，1975）で面白いことを書いています．「ある破瓜型の統合失調症の患者は，看護師が自分に紅茶を入れるのを見てこう言った．私にお茶を供せられたのはこれが初めてです」と，考えれば不思議な話です．なぜなら，いままでこの人が人にお茶を入れてもらったことがなかったはずがないからです．でもこの人は初めてといっているのです．皆さんはどう考えられますか．この「私」にというところがポイントだと思うのです．実はお茶を入れる裏にはいろいろな意味が隠されているのです．お茶を入れて，よく思われたいとか騙そうとしているのかもしれないとかです．だから本人は「私に」とつけたのです．入れる人のそんな気持ちを感じることなく，ただ私に向けてお茶を入れてくれたそんな体験は初めてだというわけです．このように，私たちが考え行動したことも，相手にはどのように伝わっているかわかりませんし，決して私たちと同じ理解であるといえないと

思います.

　また，ここで精神疾患やそれに伴う精神障害について配慮する必要があります．よく学生などの話を聞いていると，意欲をもたせてとか，やりたいことをできればという話が多いです．しかし後にも出てきますが，統合失調症などの精神疾患や精神障害はその意欲がうまく発揮できなかったり，感情がうまくコントロールできなかったり，表出したりすることができなくなることが問題なのです．不思議なことに身体障害の場合にはこのような考えは生まれてきません．身体に障害のある人にはその障害を配慮しながらプログラムを考えているからです．そういう意味で，後にも出てきますが，確かな疾患に関する理解とその適応が大切であると思います．こうなるもう一つの原因は精神疾患を「こころの病」と思っていることです．私たちが精神疾患や精神障害について自分自身の思い込みを修正する必要があります．また，自分自身が対人関係で苦労したこと，自分も落ち込んだりしたこと，そのような体験がこうすれば回復するという間違った信念につながりやすいです．たとえば，落ち込んだときに友達と楽しんで，カラオケしたら回復したとか，人に話を聞いてもらったらすっきりして回復したとかです．このような体験がプログラム立案に影響します．たとえば統合失調症で陰性症状が強く感情表現があまりみられないときに，本人のやりたいことをやってみて楽しんだらいいのではとか，楽しい体験などをしてみるといいのではないかというプログラムを立案してしまうことがあります．これはあまり良いプログラムとはいえません．なぜなら，それは私たちが少し精神的な不調になったときに用いた方法だからです．何度も言うように私たちと同じ感覚で捉えることに限度があります．

　最後にプログラムは本人が学習して，成果を体験できるようにデザインする必要があるということです．散髪屋さんの例を思い出してください．髪を切ってもらった結果をきちんと鏡を通して確認してもらってますよね．このようにプログラムを実施した後の結果がどうであったのかということを本人と確認する必要があります．では学びはどうでしょうか，本人がプログラムを通じて学ぶ（変化したことを理解できる）ように設計する必要があります．教育学者の大村はまが『新編　教えるということ』（ちくま学芸文庫，1996）でそれを仏様の指という話で説明しています．どういう話かといいますと，「ある男が大八車を引いていたが，ぬかるみにはまってしまって抜け出せなくなった．いくら引いてもびくともしない．それを見かねた仏様がちょっと指でその車におふれになった．すると車はぬかるみを抜け出し，家に帰ることができた．そして，男は自分の力で脱出できたと思ったのである」．このたとえ話のように，本人が自分の力で行動できたと思えるようにしていくことが大切です．そのためにはいかに本人の機能や能力，本人の希望，思い，周囲の環境を考慮することはもちろんのこと，本人が自分の力を発揮できたと思うようなセラピストの言動や行動が大切です．

　さあ，いよいよ考えていきましょう．

　今回の事例は，統合失調症，35歳，男性．18歳で発病し，精神科病院へ1年入院，その後入退院を繰り返すが，3カ月前に退院し，現在は一人暮らしで，週4日デイケアに来て，残りの日は自宅などで過ごしている．デイケアでは，あまり他のメンバーとは話をせず，一人黙々と

折り紙を折り，一人で本を読んで過ごすことが多い．グループでの活動にはあまり参加しないが，参加したときにはスタッフが指示をしないと行動しない．また，他のメンバーがいろいろと指示を出すと感情を出して，怒ることもある．自分で金銭管理を行っているが，使い込んでしまうことがある．服薬管理も難しく，自宅を訪問すると残った薬が大量に見つかる．ということでした．評価の結果から，「料理や家事の基本的な技能は持ち合わせているが，状況や自分に生じたさまざまなことに無頓着で行動を修正することをしない」ということがわかってきました．そして，長期目標として「6 カ月後，ヘルパーにアドバイスをもらいながら，自ら買い物などを行うことができる」，短期目標は「デイケアで支援を受けながら 1 週間赤字を出すことなく買い物できる」でした．

　どのような計画を立てることができるでしょうか？　立案時にとらわれやすいのは，自分でできるようにという自立の考えを持ち込むことです．どうも私たちは自分でできることに価値を置いているようで，統合失調症のようにさまざまな症状や障害がある人にもそれを求めてしまうことがあります．大切なことはいろいろな支援を受けながらも自分でやれているという感じをもってもらうことです．

　着目するべき点は，本人が，基本的な技能は持ち合わせているということです．この評価を根拠にするのであれば，買い物に関する技能を改めて学び直す必要はなさそうです．ただ，本当に技能が維持されているのか確認する必要があります．基本的な技能でいうと，1 週間赤字を出さないための金銭管理も基本的にはできると考えていいと思います．問題はそれらのもっている技能を阻害する，状況や自分に生じたさまざまなことに無頓着で行動を修正することがない，ということです．これをどのように改善していきましょうか．よく考えられるのは，本人に自覚を促す，注意を向けるということです．この方法は私たちが普段から行うアプローチです．自分を振り返ってみても，自分の不注意を人から自覚を促されても気にかけているのは相手であって，本人は気にしていないことが多いです．ましてや自分では問題を感じていないのですから，実は周りが問題を感じているだけになります．そうすると，いかに本人に問題を感じてもらえるか，少しでも自分に注意を向けないといけないと考えてもらうことが大切であるとわかります．ではどうすればいいのでしょうか．自分に注意を向けることがこんなにいいことであると伝えたほうがいいのでしょうか？　これも先ほどの他者が問題を感じているのと大して変わりません．ではどうすればいいのでしょうか．じっと待っていればいいのでしょうか．それではかかわっていく意味がありません．でも，本人が体験する中で，やはり注意を向けないといけないと思えることは非常に大切です．ただ大切に思うことと，それを行う機能があることはここでは問いません．たとえ本人にその力がなくても，必要であると思えることは非常に重要であると思います．

　ではとりあえず自分に注意を向けるためにはどうすればいいでしょうか．それは，本人がやりづらい注意機能をセラピストと一緒に対話しながら行うのです．散髪屋さんでも実はそういうことをされています．私の体験ですが，昔好きなロックスターがいて，その人の髪形をまねたいと思って，いつもは散髪屋さんなのに美容院へ行ったのです．自慢げにロックスターの写

真を見せて，これと同じようにしてください，と言ったのです．そうすると美容師さんは，冷静に髪質が異なって，外人さんはウエーブがかかっているが，あなたは直毛です．また，頭の形も違うし，襟足やもみあげなどの位置も違います．間違いなく変な髪形になります．そういって，私の髪の毛でどうなるのかを示してくれたのです．私は最初納得いかなかったのですが，もっと他に良い髪形を雑誌を使って提案してくれたりしたのです．そうすると自分もまんざらではなくなり，提案された髪形でお願いしました．

　現実の臨床ではこんなにうまくいかないと思われますが，大切なのはその対応です．本人が気づく代わりに，美容師さんがいろいろとプロの視点で気づいたこと，提案できることを伝えているところです．そして，美容師さんが勧めたにしろ最後は自分で選択していることです．美容師さんは自分にはできなかった髪形に関する細かい注意や，自分がしたい髪形にしてしまうとどうなるかを伝えました．このことで，私は自分でみえていないところに気づくことができたのです．

　そして，美容師さんは決して無理強いすることなく，私が選択できるようにしたのです．このように本人が一人で機能を向上するためにプログラムを実行してもらうのではなく，共に学んでいくということが大切なのです．時間はかかるかもしれませんが，ゆっくりとじっくりと行っていく必要があります．

　このように考えると，プログラムとしては，「セラピストとともに買い物に行き，金銭管理を練習する」となります．プログラムを立案したときには，その中身をどのように設定するかがとても大切です．ここでも大切なのは本人がこれらのことを少しでも理解する方法で説明できるように考えることです．実際多くの現場では，セラピストが本人には伝えていないことが多いかもしれません．何度も同じことを言いますが，自分の生活の問題を取り組んでいく主体は本人自身ですから，そこは大切です．こういうことを言うと，本人は理解力も低下しており理解することは難しいから，こちらが決めていかないといけないという意見があるかもしれません．しかし，本人が主体的に自ら生活していくのですから，私たちが代理をするべきではないと思います．

　ではプログラム内容が決まってきたので，プログラムの目標，実施方法，セラピストの役割，禁忌事項を考える必要があります．プログラム内容は「セラピストとともに買い物に行き，金銭管理を練習する」です．目標は具体的な行動目標を立てていきます．特に本人とともにチェックできるような目標が大切です．目標としては，「買い物で必要なものを選び購入することができる」，「1週間の買い物で赤字にならないようにできる」でどうでしょうか？　これなら，本人とともにうまくできているか，チェックできます．実施方法は，週に1回買い物するものをセラピストとともにリストアップする．その際，前回からの残金も一緒に確認しながら今回の買い物でうまくいったこと，できなかったことを確かめます．このように本人が実感することがとても大切です．セラピストの役割は金銭管理で何が困っているのかを本人とともに明確にしていき，対処方法を一緒に考えることになります．つまり，本人にとってよきコーチとなることが役割のように思います．

　このコーチという役割はとても大切なイメージになると思います．スポーツのコーチはとても参考になる役割です．スポーツのコーチは選手のやる気や力を発揮するように働き，試合などで実際の行動ができるようにすることだからです．NHK BS1 で『奇跡のレッスン』という番組があるのですが，非常に参考になります．多くは欧米のコーチですが，必ずしもスポーツばかりではありません．多くのコーチに共通するのは，選手を一人の個人として対等な関係で接していること，勝敗よりもいまの子どもが成長したいと考えているテーマ，たとえば「バックハンドで確実に返す」などが実行できたのかを問うことなどをはじめ，選手の自主性を重んじていることです．多くの日本のコーチが選手の先回りをして，行動についていろいろと注文をつけるのに対して，欧米のコーチはその方法論がまったく異なります．また，コーチのほとんどがその競技に関する哲学をもっていることも特徴です．そして，このようなコーチの哲学をもとに，本人と対等に対話しながら，子どもたちが主体性を発揮して行動し，自らの行動を吟味するように働きかけているのです．たとえば，印象深い場面を思い出すと，テニスのコーチは，試合で勝って子どもが報告に来たときに，勝利のことよりも自分のテーマは実践できたのかと問いました．あるハンドボールのコーチは，リーダーとなる選手に声をかけ，子どもが自ら行動するまで，励まし，待ち続けました．そして，その子どもが主体的に行動したときに褒めていたのです（うまくできないときは行動をとがめるのではなく，「君にはできる力がある」と励まし続けたのが印象的です．日本のコーチなら，子どもをしかりつけ，なぜできないのか？　と問うていたと思います．さまざまな戦術も子どもが主体的に考えるようにしていました）．オーストラリアの水泳コーチは，個人競技の水泳をグループ活動としてとらえ，相互の支援でお互いの水泳の力を伸ばそうとしていきます．このようなスポーツのコーチの方法論は，作業療法への応用が可能であると思います．作業療法も実際に作業を行いながら学んでいくことが大切だからです．そのためにはセラピストの役割が非常に重要です．先ほどの『奇跡のレッスン』は番組の演出があるのかもしれませんが，それでも 1 週間で結果を出しています．同じようにセラピストの役割や行動は患者さんの行動に大きく影響するといえると思います．

　第 5 章にもあげていますが，C.A. ラップの『ストレングスモデル　第 3 版』で，希望を引き出す行動として以下を挙げています（表 3）．

　このようにセラピストの役割が決まってきたので，あとは禁忌事項です．これは本人の害にならないような行動を行うということです．再度掲載します．やる気を失わせる行動として表4 を挙げています．

　このように私たちセラピストが，上記のような態度をとることが対象者のやる気をなくさせ，希望を失わせるのです．このようなことを書くといろいろな意見が出てくると思います．「妄想や認知機能障害があるのに，あるいは現実検討能力が十分でないのに自分で選ぶことは難しいのではないか？」，「職業は十分な機能や能力がないとできないので，十分ではない人が求めてきたら，やめるように言うのがセラピストであり，そのことを通じて現実検討させるのが，セラピストとしての正しい行動である」，「できもしない希望をもつことよりも，現実を直視し，受け入れることが大切なのではないか？」と．でも本当でしょうか？　どうしてこのよ

表3　専門家による希望を引き出す行動

行動共感的理解に努めることによって，クライエントの経験の価値を認める
援助過程のすべての方針について，クライエントの考えや選択を求める
たとえわずかでもクライエントの選択の幅を狭めたり熱意を消失させたりせず，クライエントの決意や願望を受け入れ，その達成を助けることによって支える他の人の似た経験を伝えることによって，その人の経験をありうる普通のこととする
クライエントがしたことや成功したことに注目する
診察への付き添いを提案して，不安が軽減する手助けをする
私たちの活動の目標は実際にクライエントの目標であることを確認する
すべての利用者に自分自身の生活あるいは治療上の方針を決定する権利を認め支援する
リカバリーを促進するのに役立つ多くの肯定的なことを，クライエントがいかに生活の中でいかに行っているかを伝える

表4　専門家によるやる気を失わせる行動

子ども扱いする
親のような立場をとったり，厳しい叱責をする
失礼な態度をとる
精神障害のせいにして，一般論にしてしまう
ある人特有の生活基準を別の人に押しつける
クライエントの選択に制限を加える
クライエントの代わりに判断する
まだ職に就く段階でないと伝える
薬物療法を受けるように強要する

うなことを考えてしまうのでしょうか？　それは私たちがもうできてしまった後から考えているからではないでしょうか．まるで親の立ち位置です．たとえば，「子どもが音楽で仕事をしたいから東京に行きたい」というと，親は「現実がわかっていない，音楽でご飯を食べるなんて難しいに決まっている．だから普通の会社にでも勤めて普通に暮らしなさい．音楽が好きなことは認めるが，世間で通用するほどの実力はない．だからあきらめて，現実的になりなさい」なんて言われたりします．確かに現実は厳しいものですし，音楽で生計を立てることは難しいことでしょう．だからといってチャレンジすることなく，安定した仕事に就くことは，自分の可能性を否定していることになるのではないでしょうか？　そうするなら，私たちは生まれてきて，期待もされず，どうせ平凡な人生になるのだから育て方もほどほどでいいのではないかと考えることになります．でもこの意見は本当でしょうか？　生まれたばかりの赤ちゃんとその親を観察してみるか，その親に先ほどの意見もぶつけてみてください．あるいはデータを出してきて，多くの人が平凡な人生を送るという通知を見せてみるのです．でもきっと怒るに違いないです．なぜでしょうか？

　それはだれも赤ちゃんが人生をどのようにたどるかを知らないからです．たとえ親が平凡な人生を送っていたとしても，子どもは違うと考えるからです．しかし，20歳ごろになると，親

が生きている現実に近くなってきて，子どもの力を考え，その後をいまの親の生活から予測して無理だということになるのです．しかし，親でさえ自分がなぜいまの生活になったのかは説明できないはずです．人生は，そんな機能や能力などで決定できるほど簡単ではないからです．生活は，自分と周囲の人々で相互関係を育みながらつくり上げていくものです．必ずしも本人の力だけで決定するものではないのです．『NHKスペシャル　亜由未が教えてくれたこと〜障害者の妹を撮る〜』（NHK，2017）というドキュメンタリー番組に出演されていた坂井亜由未さんの母・智恵さんは，『一緒にいることで，生きていく』（現代思想2017年5月号）で次のように言っています．「自己決定，自己選択できるから自立生活が可能になるのではなく，自立生活することで自己決定，自己選択できるようになるのではないか？」，「そもそも，自立生活に自己選択・自己決定は不可欠なのか」と．ここでも，自己決定・自己選択ということが必ずしも必要ではないのではないかという疑問が提出されています．そして，現在は「あゆちゃんち」という自宅を改造したフリースペースでさまざまな教室を行い，亜由未さんと地域の人の接点を作っています．もし，亜由未さんのお母さんが，無理だと考えていたら，このような展開にはならず，早々に施設に入所していたでしょう．このように，支援する側の意見で大きく変わるのです．自分の人生と他人の人生は同じようにみえて異なること，そして互いに違う可能性に開かれていることを認識することが大切だと思います．そうして，異なる生き方を認めるからこそ，尊重することが可能になると思うのです．裏を返すと自分と同じであれば，尊重しない，大切にしないということになります．だから，セラピストも自分の人生を持ち込むことはやめておきたいものです．このことは転移感情といわれています．前にも掲載した『看護のための精神医学』でまた中井久夫も述べていますが，「フロイトの精神分析療法では，この転移感情が生じないように設計されていた」とのことです．しかし私たちは十分な対応を学ぶことができていません．ただ相手に関する自分の感情が無自覚であるということは問題ですし，少なくとも支援はその感情を自覚することから始まるのです．

　このようにプログラムを考えてきました．いかがでしたでしょうか？　ぜひ皆さんもセラピストとして，いろいろなアイデアを対象者とともに出し合いながら考えてほしいと思います．

第8項　能力について

　このようにプログラムの立案を考えていると，どうしても機能の改善や能力の向上ということがテーマとなってきます．しかし，そもそも能力とは何でしょうか？　皆さんは考えたことがありますか？　あるいは，作業療法を学ぶ中でもう当たり前に使われているので，それ以上深く考えたことがないでしょうか．

　作業療法士は評価をよく行いますし，機能や能力の測定もよく行います．そして，測定された機能や能力の結果や状況から将来を予測するように考えていきます．皆さんはこのことは当然のことであると考えるでしょうか？　つまり能力をもつことが将来を予測することにつながるという考えです．では能力とは何でしょうか？　それについて答えているものはなかなかないのです．でも人は能力をもちたがりますし，測定したがります．そして，能力の多寡が人生

を決定づけると考えています．生活の質を上げるには，能力を向上することが大切であるという考えです．現在の学歴社会があるのでしょうし，リハビリテーションにも影響を及ぼしていると思われます．

　能力という言葉が使われるときを考えてみましょう．あの子には楽器を弾く能力がある．計算できる能力がある．文章を書く能力がある．英会話の能力があるなどと私たちはいいます．ここで能力とは，その人が何かを成し遂げるための力ということになります．しかし，私たちにはそのような力があるようにみえますが，本人は力として意識していないことが大切なところです．たとえば，周囲の人からは将棋を理解し，勝負に勝つ能力があるようにみえるのですが，当の本人は別に能力を使って将棋を考えようとはしていないということです．つまり，自分自身ではいま目の前の状況を生き抜くために行動しているにすぎないことが，第三者の立場からはあたかも能力を使っているようにみえるということになります．そして，周囲は能力があるからできたのだということになります．しかし，実際は逆なのです．つまり状況によって必要となる中で，行動が引き出されたのではないでしょうか？　つまり，状況や環境や解決するべきことがあって，それに必要な行動が出現したと考えることが大切だと思います．たとえば，大学であまり成績の良くない学生さんがいて，なかなか将来を考えている感じもない．どうしたものか？　と考えてしまうのです．しかし，実際卒業して，働いてみるとその場にあった力を発揮して頑張っていることがあります．

　別の例では，知的障害の患者さんと一緒に買い物に行ったとき，普段病院内では，計算ができずに何かと作業療法士に計算を依頼していたのに，買い物に行ってみると，自分で店員さんと話をして，レジへ向かっている．「お金は大丈夫」と聞くと財布を預けてお釣りをもらっている．「まだ買いたくて，財布を見せたらもう買えないと店員さんに言われた．そしたら終わり」と言っていたことがあります．また，以前大学に来ていただいていたケーキ屋をされている頸髄損傷の患者さんにケーキを作ってもらったことがあるのですが，学生と卵割り競争を行うと患者さんのほうがとても速く終わらせることができました．このように能力は状況や環境と離れて存在するわけではないのです．だから能力をとらえようとするときには，置かれている環境や状況と対で考えていく必要があります．つまり，どのような状況でどのような行動ができたのか？　ということが大切だと思います．生物学者のユクスキュルは『生物から見た世界』（岩波文庫，2005）で「生物は環境の中で独自の知覚世界を作っているということ」を述べています．だから，時間も空間もその種独自のとらえ方になっているというのです．つまり，いま目の前に広がる世界は，人間が人間独自の感覚によって構築されているということなのです．このように考えると，環境と生体は切り離すことができないものとして考えることができると思います．そして，このことはICFの活動・社会参加のとらえ方に近づきます．ICFでは，活動とは課題や行為の個人による遂行のことを指し，社会参加は生活・人生場面へのかかわりを指します．そしてそれらを評価するときに大切なのが，能力と実行状況なのです．実行状況とは個人が現在の環境のもとで行っている活動・社会参加を表すと述べています．

　また，能力があれば（精神的なことも含まれます）と考える思考は，お金のことを考えると

きと似ていないでしょうか？　お金は交換することだけに価値のあるものなのですが，私たちはお金があれば，いろいろなことができると考えています．たとえば，お金があれば英会話を学びに行って，英語を話す力をつけたら，きっと人生楽しいだろう，などと考えてしまいます．同じように能力についても，英語を話す能力があれば楽しいだろうなと考えてしまいます．この2つはよく似ていないでしょうか？　つまりお金であれ，能力であれ，もつことができれば，将来うまくいく，あるいはもっと楽しめるという考えです．ここで大切なのはお金も能力もいまここを考えているのではなく，それをもつことができれば将来うまくいくという考えが共通していることです．そして，いまはできていないと考えていること，将来うまくいくためにはお金や能力が必要だということになります．つまり，いまを否定して，将来を豊かにするために必要なもの，将来のために努力して手に入れるものということになります．

　でもよく考えるとおかしいことに気づきませんか？　私たちはいまを生きているのであって，まだ来ない将来を生きているわけではないということ．また，予測できない将来がお金や能力だけで予測できないこと．また，現在必要と考えているお金や能力は将来に本当に必要であるとどうしていえるのか，そして，お金やそのような能力が必要と考えたその思考に妥当性はあるだろうかということです．もしそんなことが可能になるのであれば，多くの人がお金持ちに，そしてやりたいことを行うことができるでしょう．皆さんは予測通りに人生を送り，質の高い生活を送っているでしょうか？　私たちは現在に縛られた生き物です．明日どうなるかもわからないのに必要なものは予測できないのです．このように考えると，いまこの状況を自分のもっている力でどう生きていくかということが大切，ということにならないでしょうか？　そうすると作業療法も将来のために機能や能力を改善するのではなく，いまこの現状をどのように行動していくのかということに向けられる必要があるのではないでしょうか？　なぜこのような考えが生まれるのでしょうか？　それは前にも述べたように，できた人からの視点で考えているからではないでしょうか？　大人になった自分が子どもをみているとまだまだ不十分なので，子どもに必要なのはこの能力だと考えてしまうことになります．でも子どもの視点からみれば，いまから将来に向けて何が必要かなどわかるはずありませんし，将来を予測することもできないのです．ですので，いまをどのように生きるのかということを考えていく必要があります．私たちは将来に役立つ能力を身につけることより，いまをどのようによりよく生きるのかということを考え，それを一つひとつ行動する中で，未来が開けてきて，周囲がいうところの能力が身についているといえるのではないでしょうか？　こんなことを話していると，機能向上を否定しているとか，能力向上を望んでいないといわれますが，そうではありません．それらは必要ですし，実際に起きますが，それはいまの生活を一つずつ丁寧に送ることで，生じてくるものだと理解してほしいのです．また，求める将来のためにお金や能力を使うには，その使い方を本人や周囲の人たちが考えないといけません．能力やお金はそれだけでは何も教えてくれません．だからユクスキュルのように与えられた環境の中でどのように生きていくのかという考えや方向性が必要になるのです．このように能力一つとってもいろいろな視点をもつことができます．ぜひいろいろな考えをもってください．

第9項　治療者について

治療者とはどのような存在なのか？　私たちはそのことをよく考えないといけません．なぜなら，人を治療するとはどういうことかということ，人に対して何らかの行動を行うということは，それなりの介入やリスクが生じるからです．まず大切なことは相手にとっての害にならないということです．これは専門職団体（作業療法士であれば日本作業療法士協会）が倫理綱領や倫理規定を定めていることからも理解されます．つまり役立つということよりも前に，害にならないことを考えることが大切です．後にもふれますが，専門職の定義や条件などをみていると，この倫理綱領が必要不可欠とされています．また，医療専門職の地位を担保しているのは「倫理」である，との意見があります．多くの人が専門家を担保する理由は，専門的知識や技術だと考えられていますが，実はそれだけでは不十分なのです．専門的知識や技術は治療や支援を前に進めていくための力かもしれませんが，倫理は自分で行動に制限をかけるブレーキなのです．そして，この内部による統制こそ専門職として求められるものなのです．表5に日本作業療法士協会の倫理綱領をあげておくので，読んでおいてください．

また，時間がある人は他の専門職の倫理綱領をよく読んでおいてください．倫理綱領が確認できたら，次に大切なことは，危険な治療者にならないことです．これは，精神科医の中井久夫らが『看護のための精神医学　第2版』で述べていて，とても大切です．私たちは病気や障害などをもつ人と対峙するために，ときとして自分が危険な治療者となってしまうことがあります．これも害にならないために大切なことです．よく作業療法士は人のために役立つ仕事だといわれます．これを読んでいる皆さんもそのように考える人がいるかもしれません．そして，作業療法士は人の役に立つ仕事だからとても素晴らしいと．しかし，この考え方が悪いとはいいませんが，推し進めていくと大変危険な要素があることがわかります．ここには，自分のプライドを高めるために患者を手段とすることが入り込んでくるのです．それは同書に書いてあるのですが，精神分析家フリード・フロム・ライヒマンが「精神療法家のプライドは他で求めなさい」と述べていることからもわかります．つまり，自分のできることのために患者を利用しないということです．そうしてしまうと，作業療法士としてのやりがいも下手をすると患者

表5　日本作業療法士協会の倫理綱領

```
 1. 作業療法士は，人々の健康を守るため，知識と良心を捧げる．
 2. 作業療法士は，知識と技術に関して，つねに最高の水準を保つ．
 3. 作業療法士は，個人の人権を尊重し，思想，信条，社会的地位等によって
    個人を差別することをしない．
 4. 作業療法士は，職務上知り得た個人の秘密を守る．
 5. 作業療法士は，必要な報告と記録の義務を守る．
 6. 作業療法士は，他の職種の人々を尊敬し，協力しあう．
 7. 作業療法士は，先人の功績を尊び，よき伝統を守る．
 8. 作業療法士は，後輩の育成と教育水準の高揚に努める．
 9. 作業療法士は，学術的研鑽及び人格の陶冶をめざして相互に律しあう．
10. 作業療法士は，公共の福祉に寄与する．
11. 作業療法士は，不当な報酬を求めない．
12. 作業療法士は，法と人道にそむく行為をしない．
```

を利用することにつながるかもしれないのです.

　また，同書に書いてあるのが「ヒュブリス」です．ヒュブリスとはギリシャ神話に登場することばで，「傲慢」を意味します．それは，「人間を変えるほど面白いことはない」のであり，この誘惑に屈しないことが大切であると述べている．そして，「患者が変わるのであって，医療従事者が患者を変えるのではない．医療者は患者が変わる際の変化を円滑にし方向の発見を助ける触媒．できるならよき触媒でありたいというのが許された範囲である」と述べています．このことは作業療法士にもいえます．作業療法も作業を行うのは患者さんです．その作業を効果的に遂行できるようにするため，さまざまな方法で手助けします．したがって，触媒としての役割は非常に重要であるといえるのです．他に危険なセラピストにならないために大切なことはなんでしょうか．それは，セラピスト自身が自分の弱さを自覚していること，そして自らも病む可能性があることを理解していることです．浜松の知的障害施設 NPO 法人クリエイティブサポートレッツのスタッフは「いろいろな人たちがいることに自分も含まれていると気づけることが大事だよね」(『折々のことば』朝日新聞, 2020.8.3) と言っています．しかし，よくあるのは障害や生活の問題は自分とは関係ないという視点です．たとえば，新人の作業療法士がプログラムを作成したりすると，自分では行わないようなプログラムを立てることがあります．たとえば金銭管理が難しければ，お小遣い帳をつけるとか，自信をもってもらうために，誰かにプレゼントを作るとか，このようなプログラムを立ててしまいます．これは自分たちではほとんど行わない方法だと思います．しかし，このようなプログラムを立案してしまいます．ある作業療法士は，認知症の患者さんに本人が一番難しい車いすのレバー操作を覚えさせていました．なぜこんなことになるのでしょうか？　それは，私たちが弱い存在であり，自分の弱さを通して考えることができていないからです．もし，弱さや病み得る存在としての自身を理解しているなら，このような方法は通用しないことがよくわかります．このようにセラピストが対象者とともに計画を考えたり，実施したりするときには自分の弱さを通す必要があります．

　もう少し具体的に考えるためには，いま立てたプログラムを自分や自分の大切な人にするだろうか？　と問うてみることです．そのとき，もし嫌な感じがするならやめておいたほうがいいと思います．しかしこのように考えても，セラピストは「苦労することも患者さんの仕事」だとか「私たちと障害者は異なる考えをもつ可能性もあります」などと，実際そんなことを言う人もいました．しかし，何度も同じことを言うのですが，私たちは子どものときや学生時代を思い出す必要があるのです．どれほど，親の言うことを聞いていなかったり，先生の意見を聞いていなかったか．生活の中で，お小遣い帳をそれほど使ったりしなかったことを思い出してください．誰かにプレゼントを作ることで意欲なんてなかなかもてない（好きな人にあげるときとか，そうでもしないとなかなかやる気にならないことを思い出してください）．作業療法士は最後に「この患者に何ができるのか？」という問いを立てることがよくあります．この問いがすべて悪いわけではありませんが，この問いは作業療法士が主役になっているのです．ここにも知らず知らずのうちにセラピストを主に考える思考が忍び込んでくることを覚えておいてください．『慢性疾患を生きる─ケアとクオリティ・ライフの接点』に次のようなことが書か

れています.「そもそも問題を抱えているのは患者であって,病や障害を抱えながら自分の生活を管理することはその人たちの仕事である.」

- 医療者たちの優れた援助や助言を受けたとしても,最終的にはその人たち自身が問題に直面し,その人たちに合った適応調整をして,その人たちの社会関係を処理していく責任を負っている.
- ときには自己が生存を続けるのか,延命を支援する医療機関から離れて死ぬのかということさえも決断する責任を背負っている.

このようにいかに患者さんを主役にすることが難しいかということ,知らぬ間にセラピスト優位に考えていることを思い出してください.

第7章　関連法規について

作業療法の仕事を ICF で考えてみるとどのようにとらえることができるでしょうか？

表1　作業療法士の仕事（ICF）

- 生活機能（作業療法士の仕事）
  - 心身機能（基礎的なもの）
    - 知識（最新に更新する必要あり）
      - 専門知識
      - 一般教養
    - 技術の理解（最新に更新する必要あり）
    - 思考プロセス（状況の判断）
  - 活動・参加（実際の行動）
    - 治療・支援の実施（最新に更新する必要あり）
    - コミュニケーション
  - 背景因子（仕事に影響するもの）
    - 法律・条令
    - 就業規則
    - 倫理綱領
    - 作業療法士の価値観
    - 他職種
    - 関係機関

　背景因子に，① 法律・条令，② 就業規則，③ 倫理綱領，④ 他職種との関係，⑤ 関係機関との関係，⑥ 作業療法士の価値観，経験などをあげることができると思います．今回はその中で，①～③ を考えてみたいと思います．私たちが支援を行う障害をもたれた方の生活には本人の生活機能だけでなく，背景因子として法律・条令，それに伴う社会保障制度などが影響してきます．これらは，さまざまな人の日々の暮らしを支え，阻害することがあります．また作業療法士も仕事を行ううえで，これらの法律・条令，社会保障制度によって仕事が規定されたりします．ですので，これら法律や制度の理解をすることはとても大切なことになります．

　しかし，法律は難しくてわかりづらい，たくさんの法律があって覚えるのが大変という意見もあると思います．そもそも法律とは何でしょうか？　そのためにまず日本国憲法とその他の法律，そして条令などの関係性を理解する必要があります．たくさんある法律をばらばらに理解するのではなく，まずその構成を理解することが大切です．その際に大切なのは日本国憲法になります．皆さんは作業療法士の話に憲法が出てきて，なぜと思う人がいるかもしれません．しかし関係するのです．そのためにも憲法とは何かということを理解する必要があります．なぜなら憲法は他の法律と異なるものであるからです．それは，憲法が国や行政を規定するものだからです．憲法は国の理念を掲げ，国の形態や統治する方法を掲げています．そして国が行

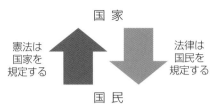

図1　憲法と法律の関係

わなければならないことを規定しています．このため日本国憲法は国の最高法規と規定されています．たとえば日本国憲法第九八条１項には，「この憲法は，国の最高法規であって，その条規に反する法律…は，その効力を有しない」と書かれています．このように国の形や方向性を規定することが憲法です．そして，その憲法の理念や国が行うべきことを実現するために具体的な規定を設けているのが，さまざまな法律です．これは憲法と反対に私たち国民を規定するものです（図1）．たとえば，憲法では文化的で最低限度の生活を送れるように国に要請しています（生存権）．そしてそれによって生活保護法が規定されたり，障害年金などの制度が規定されています．そして，誰が生活保護を受給できるかということを規定し，利用できる人を制限しています．このように憲法は理念を述べて国に実行を求め，法律は実際の運用を考え，利用する国民を規定するのです．この法律を提案修正改善する国会が国の最高機関といわれることが理解されると思います．つまり憲法に即した法律をどのように規定するかが国民の生活を左右するからです．あと，都道府県に条令があると思います．これは憲法で規定され，法律で実際の運用が規定されたとき，都道府県などの地域の特性に合わせて条例を制定してその都道府県，市町村などで国が規定した法規以上の対応を行うときに制定するものです．この条例によって都道府県や市町村によって対応に差が生まれることになります．たとえば，憲法第一三条では「すべて国民は，個人として尊重される．生命，自由及び幸福追求に対する国民の権利については，公共の福祉に反しない限り，立法その他国政の上で，最大の尊重を必要とする」，第一四条では，「すべて国民は，法の下に平等であつて，人種，信条，性別，社会的身分又は門地により，政治的，経済的又は社会的関係において，差別されない」と述べています．そして，具体的な法律として障害者差別解消法が制定されました．法律では，差別の禁止と合理的配慮を公的機関などに求めることが規定されました（民間は努力義務とされました）．そして，その法律を受けて，大阪府茨木市では「茨木市障害のある人もない人も共に生きるまちづくり条例」を制定しました．この条例では，① 誰もが安心して暮らし続けられるまちづくり（医療・福祉・教育・バリアフリー），② 多様な意思疎通手段の普及，③ 合理的配慮の相談体制とあっせん・勧告・公表，④ 茨木市事業者の合理的配慮の提供に係る費用の助成事業，⑤ 茨木市障害者差別解消支援協議会の設置を主な実施内容として成立しています．ここでは，国が制定した法律では規定されていないものにまで踏み込んで対応する方向性が書かれています．このように憲法から法律，条令という流れを理解することでその構造が理解されたと思います．このような構造を理解することで，作業療法士ができる仕事，どのように国や地方自治体が動いている

のかということが理解できると思います.

　ではもう少し，憲法で作業療法に関係する部分をみていきましょう．第 1 章でリハビリテーションとは権利の回復であるということを述べました．その根拠となるのが以下の憲法の条文となります.

表 2　作業療法に関連する日本国憲法の条項

第一一条	国民は，すべての基本的人権の享有を妨げられない．この憲法が国民に保障する基本的人権は，侵すことのできない永久の権利として，現在及び将来の国民に与へられる.
第一二条	この憲法が国民に保障する自由及び権利は，国民の不断の努力によつて，これを保持しなければならない．又，国民は，これを濫用してはならないのであつて，常に公共の福祉のためにこれを利用する責任を負ふ.
第一三条	すべて国民は，個人として尊重される．生命，自由及び幸福追求に対する国民の権利については，公共の福祉に反しない限り，立法その他の国政の上で，最大の尊重を必要とする.
第一四条	すべて国民は，法の下に平等であつて，人種，信条，性別，社会的身分又は門地により，政治的，経済的又は社会的関係において，差別されない.
第一九条	思想及び良心の自由は，これを侵してはならない.
第二二条	何人も，公共の福祉に反しない限り，居住，移転及び職業選択の自由を有する.
第二三条	学問の自由は，これを保障する.
第二五条	すべて国民は，健康で文化的な最低限度の生活を営む権利を有する.
第二六条	すべて国民は，法律の定めるところにより，その能力に応じて，ひとしく教育を受ける権利を有する.
第二七条	すべて国民は，勤労の権利を有し，義務を負ふ.
第九八条	この憲法は，国の最高法規であって，その条規に反する法律，命令，詔勅及び国務に関するその他の行為の全部又は一部はその効力を有しない.

　いかがでしょうか？　憲法の条項をみていくと，障害をもたれた方が，これらの憲法に記載されたことが実現できるように支援することが大切であるということがわかります．つまり，私たちは対象となる人を前にして次のように問わないといけないのです.

表 3　憲法から考えるべき疑問

- ・基本的人権の享有はできているか？
- ・国民は，個人として尊重されているのか？
- ・法の下の平等は実現できているのか？
- ・思想および良心の自由は保障されているのか？
- ・居住，移転および職業選択の自由は確保されているのか？
- ・学問の自由は確保されているのか？
- ・健康で文化的な最低限度の生活を営む権利を享受できているのか？
- ・その能力に応じて，ひとしく教育を受ける権利を享受できているのか？
- ・勤労の権利を有し，義務を負うことが可能となっているのか？

　これらの問いを発することで，作業療法士が行うべきこと，気づけていないことが理解されてくるのではないでしょうか．このように単に憲法を理解するだけでなく，その条文の内容を対象者に疑問として向けることを通じて，考え始めることが可能になるのです．よくどう考えていいかわからないという人に相談されることがありますが，それは具体的な疑問を考えることができていないと考えたほうがいいです．考えるためには疑問が大切です.

表4　精神科に関連する法律と日本国憲法の関係

> 障害者基本法：個人として尊重，医療と福祉の提供
> 障害者の日常生活及び社会生活を総合的に支援するための法律（障害者総合支援法）：支援内容
> 精神保健及び精神障害者福祉に関する法律：精神医療の提供と精神保健福祉の提供
> 障害者の雇用の促進等に関する法律：勤労の権利を有し，義務を負う
> 障害を理由とする差別の解消の推進に関する法律：基本的人権の享有，個人としての尊重，法の下の平等
> 障害者虐待の防止，障害者の養護者に対する支援等に関する法律（障害者虐待防止法）：基本的人権の享有
> 心神喪失等の状態で重大な他害行為を行った者の医療及び観察等に関する法律：事件への対応，適正な医療の提供
> 国民年金法，厚生年金保険法（障害年金を規定）：健康で文化的な最低限度の生活を営む権利
> 生活保護法（生活保護制度を規定）：健康で文化的な最低限度の生活を営む権利
> 学校教育法（特別支援学級などの規定）：学問の自由

　この憲法の理念を実現するためにどのような法規が規定されているのでしょうか？　憲法との関係で考えていきましょう．表4を見てください．

　このように憲法で国を規定する内容が実際の法律として規定されています．これらによって行政機関が行動し，私たちもそれらに従って行動し，もし違反をすれば罰則などを受けるのです．

　このような関係を理解しておくと，行政が動かないとか，市民がわかっていないということにならず，それは私たちの生活の基本をつくっている法律を理解することで，関係する人々と対話することが求められるのです．たとえば，先ほど話をした茨木市の条例ですが，この条例が成立することで，具体的にさまざまな店にバリアフリーのお願いや助成があることを伝えることができますし，公的機関も法律や条例の根拠があるので具体的な行動をとることができます．また，差別などの状況があると条例に基づいて，あっせん，勧告などが可能になるのです．このように法律や条例が制定されるとこれを根拠として議論し，具体的な行動を考えることができるのです．当然，法律は完全ではありませんので，常に改定が求められます．そうすると普段の国会や市議会などでどのような議論がされているのかということに注目する必要がありますし，状況では市民として，作業療法士として意見を伝えていく必要があると思います．私も以前病院に勤務しているときに，精神科デイケアを開設しました．そのとき，通院公費負担制度というものがあり，退院して通院する際にかかった医療費の自己負担額が申請をすれば請求額の5％でいいというものがありました．しかし，その5％もなかなか大変な患者さんがおられました．そこで，病院の事務の方と一緒に行動して，議員さんなどに依頼をして，議会で自己負担分の5％を役所で負担するという条例が全会一致で通過したのです．これで，通院の人が無料でデイケアに参加することができ，そのおかげで再入院などが少なくなったのです．

　このように患者さんに直接治療や支援をするだけでなく，さまざまな人と連携することを通じて環境を変化させることが可能なのです．ぜひ普段から勤務されている市町村の動向をみておいてください．そして，どのような人がどのような活動をしているのかということを理解することが大切です．

　憲法と法律の縦の関係が理解されたところで，次に各種法律をみていきましょう．

　法律をみていくときに大切なのはこの法律の目的です．次に定義などが規定されているとそれを確認することが大切です．それから，各条文をみていきましょう．いきなり細かいことに注目するのではなく，全体を理解してから，部分を理解することが大切です．また，歴史的な経緯を理解しておくことも大切です．なぜなら現行の法律が同様の法律の問題点が議論され修正されているからです．では，作業療法士にとって重要な法律である障害者基本法をみていきましょう．この本の最初のほうでも障害者基本法は取り上げていますが，再度取り上げます．

　第一条に目的が規定されています．

第一条
この法律は，全ての国民が，障害の有無にかかわらず，等しく基本的人権を享有するかけがえのない個人として尊重されるものであるとの理念にのつとり，全ての国民が，障害の有無によつて分け隔てられることなく，相互に人格と個性を尊重し合いながら共生する社会を実現するため，障害者の自立及び社会参加の支援等のための施策に関し，基本原則を定め，及び国，地方公共団体等の責務を明らかにするとともに，障害者の自立及び社会参加の支援等のための施策の基本となる事項を定めること等により，障害者の自立及び社会参加の支援等のための施策を総合的かつ計画的に推進することを目的とする．

　分解してみると，
・すべての国民が（障害の有無にかかわらず）基本的人権の享有と個人の尊重
・共生社会の実現のために障害者の自立および社会参加の支援の基本原則と公的機関の責務
・障害者の自立および社会参加のための施策を総合的計画的に推進する
ということが書かれています．このように分解するとこの法律が目指すところ，実際の実施がどのように行われるのかということが理解できます．

　次に第二条は先にも掲載していますが，再度掲載してみます．

第二条　この法律において，次の各号に掲げる用語の意義は，それぞれ当該各号に定めるところによる．
　　一　障害者　身体障害，知的障害，精神障害（発達障害を含む．）その他の心身の機能の障害（以下「障害」と総称する．）がある者であつて，障害及び社会的障壁により継続的に日常生活又は社会生活に相当な制限を受ける状態にあるものをいう．
　　二　社会的障壁　障害がある者にとつて日常生活又は社会生活を営む上で障壁となるような社会における事物，制度，慣行，観念その他一切のものをいう．

　ここでは障害者の定義や障害をつくり出す社会的障壁を定義しています．第 1 章にも書きましたが，障害が社会モデルで定義されていることが特徴的です．社会モデルは機能・能力の低下が障害ではなく，本人と社会との関係の中で障害が生まれると考えます．以前障害者平等研

修というものに参加したことがあるのですが，その研修で視聴したビデオが印象的でした．それは，反対の世界を描いていて，世の中のほとんどの人が車いすユーザーで，歩行をしている人が少数という設定でした．このため，多くの人はエレベーターに乗るのが普通で，階段を利用したいと言うともうずいぶん使っていないとか，まだ使う人がいるのかと言われたりします．また，店に入るとみんなが車いすなので，テーブルも低いですし，歩行する人のためのテーブルはないとか，みんなにじろじろと見られることもあります．この研修が面白いのは，立場を逆転するだけで，さまざまな障壁が実際に理解できるということです．そして，いかに健康といわれる人が特権的であるのかがよくわかります．このような体験を想像したりすることは大切です．私たちもいつ社会との関係で障害をもつことになるかもしれないからです．ちなみにこの障害者基本法に精神障害も含まれたのは，1993 年です．それまで精神障害は障害者基本法に含まれていなかったのです．このことからも精神障害者が障害者として理解され，リハビリテーションや福祉の対象として十分認識されてこなかったことが理解されます．

　脱線しましたが，障害者基本法に戻りましょう．あとの条文を紹介します．第三条から第五条まではこの障害者施策の基本原則が書かれています．

・第三条　地域社会における共生等＜基本原則１＞

・第四条　差別の禁止＜基本原則２＞

・第五条　国際的協調＜基本原則３＞

　最後に他の条文も見ておきましょう．

・第十四条　医療，介護等（病院と支援）

・第十五条　年金等（障害者年金）

・第十六条　教育（学校と勉強）

・第十七条　療育（子どもへの支援）

・第十八条　職業相談等（仕事についての相談）

・第十九条　雇用の促進等（就職しやすくすること）

・第二十条　住宅の確保（住むところがあるようにすること）

・第二十一条　公共的施設のバリアフリー化

・第二十二条　情報の利用におけるバリアフリー化等

・第二十四条　経済的負担の軽減（払わなければならないお金を少なくすること）

・第二十五条　文化的諸条件の整備等（文化活動をしやすくすること）

　上記のように障害をもって地域で生活するために必要な条文が規定されていることがわかります．これを受けて都道府県や市区町村で計画を立案し，実行しているのです．ぜひ勤務する施設の住所地の障害者基本計画などをみてください．できればこの計画に誰がかかわっている

のかということもチェックしておくのもいいと思います．計画を修正するときに誰に言えばいいのかがわかるからです．このように法律を丁寧にみていくことで，この国の障害者に対する立ち位置などがよくわかりますよ．最近ではインターネットなどによって法律作成過程が可視化されたりしていますし，実情を反映した統計データも公開されていることが多いです．このような視点をもつことも長期的に障害者の生活を支援するときに大切になります．

　では，他にどのような法律が関連するでしょうか？

　まずは，精神保健及び精神障害者福祉に関する法律（精神保健福祉法）をみていきましょう．この法律は日本で精神保健や福祉を定めた唯一の法律です．少し歴史を述べておきます．

　戦前は日本では，精神科に関連した法律が精神病者監護法（1900 年）と精神病院法（1919年）の 2 つの法律で運用されていました．法律名からも精神障害者をいかに隔離するかということが理解できると思います．特に精神病者監護法は，私宅監置（自宅に監置できる）ということを認めていました．そして，戦後に精神衛生法（1950 年）が制定されました．以前の 2 つの法律は廃止され，ようやく私宅監置が禁止されました（ただ現在も違法ながら私宅監置しているケースがときどき事件で報道されます）．そして，自傷他害の恐れのある精神障害者の措置入院と保護義務者の同意による同意入院の制度ができました．精神障害者の拘束の要否を決定するための精神衛生鑑定医制度がつくられました．精神障害の発生予防と国民の精神的健康の保持向上が図られることとなり，各都道府県に精神衛生相談所が置かれるようになりました．しかし，障害者基本法でも述べたようにまだ障害者として定義されておらず，また入院制度は決められているが福祉制度や地域生活の支援は制度として記述されていませんでした．その後，ライシャワー事件（1964 年）が起きました．これを受けて精神衛生法が一部改正されます（1965 年）．この改正で，精神障害者の通院医療費公費負担（現：自立支援医療費支給認定）の制度が創設されました．そして，次に日本の精神保健・医療・福祉が注目され，また人道的に問題であるという指摘を世界保健機関から受ける（クラーク勧告）ことになります．その後，宇都宮病院事件などが生じ，精神保健法（1987 年）として改定されます．この法律では，精神障害者の人権擁護，精神障害者の社会復帰の促進がうたわれました．そして，本人の同意に基づく入院が明確化され，任意入院の制度が創設されました．そして，社会復帰施設の規定が初めて設けられ，社会復帰が促進されることとなっていきました．こうして精神保健法で初めて人権的な処遇や入院制度，社会復帰施設などの整備が整えられたのです．その後の改正で，精神障害者地域生活援助事業（グループホーム）が法定化されました．そして，障害者基本法で精神障害者が障害者として法律に含まれることになり，精神保健及び精神障害者福祉に関する法律（精神保健福祉法）として改正されます．この改正で，目的に「自立と社会経済活動への参加」が加えられ，精神障害者福祉施策が法体上に制定され，社会復帰施設の 4 類型（精神障害者生活訓練施設，精神障害者授産施設，精神障害者福祉ホーム，精神障害者福祉工場）が定められました．また難しいといわれていた精神障害者保健福祉手帳制度が創設されました．このようにさまざまな歴史的経緯を経て，ようやく法律が改正されてきたのです．

　現在の精神保健福祉法の目的などを見ていきましょう．

第一条　この法律は，精神障害者の医療及び保護を行い，障害者の日常生活及び社会生活を総合的に支援するための法律（平成十七年法律第百二十三号）と相まつてその社会復帰の促進及びその自立と社会経済活動への参加の促進のために必要な援助を行い，並びにその発生の予防その他国民の精神的健康の保持及び増進に努めることによつて，精神障害者の福祉の増進及び国民の精神保健の向上を図ることを目的とする.

第四条　医療施設の設置者は，その施設を運営するに当たつては，精神障害者の社会復帰の促進及び自立と社会経済活動への参加の促進を図るため，当該施設において医療を受ける精神障害者が，障害者の日常生活及び社会生活を総合的に支援するための法律第五条第一項に規定する障害福祉サービスに係る事業，同条第十八項に規定する一般相談支援事業その他の精神障害者の福祉に関する事業に係るサービスを円滑に利用することができるように配慮し，必要に応じ，これらの事業を行う者と連携を図るとともに，地域に即した創意と工夫を行い，及び地域住民等の理解と協力を得るように努めなければならない.

　2　国，地方公共団体及び医療施設の設置者は，精神障害者の社会復帰の促進及び自立と社会経済活動への参加の促進を図るため，相互に連携を図りながら協力するよう努めなければならない.

第五条　この法律で「精神障害者」とは，統合失調症，精神作用物質による急性中毒又はその依存症，知的障害，精神病質その他の精神疾患を有する者をいう.

　法律ではこのように書かれています．これに準じて，入院方法や社会復帰施設などの記述もされています．ぜひ一度読んでおいてください.

　次に障害者の日常生活及び社会生活を総合的に支援するための法律（障害者総合支援法）です．これには，障害者基本法で述べられた理念を実現するためにどのような支援を行うのかということが規定されています．この法律も目的や基本理念がまず規定されています．もうわかってこられたかもしれませんが，多くの法律はおおよそ同じようなつくりがなされています．これがわかるとより具体的な理解につながると思います．その前に歴史をみておきましょう.

・2003年3月まで，障害のある人が利用する福祉サービスの利用内容や利用できる量はすべて行政（都道府県や市区町村）が決定．措置制度.

・2000年には，高齢者が利用する福祉サービスについては原則として措置制度をやめて「介護保険制度」へ移行したことも受けて，支援費制度が導入.

・事業所との契約によって福祉サービスを利用する仕組み（利用契約制度）.

・2005年11月に「障害者自立支援法」成立.

・サービス利用者に原則として1割の自己負担を設定.

・2010年には障害者自立支援法を改正し，1割の自己負担額を改め，以前のように利用者の収入に見合った自己負担額（障害年金が収入の中心であれば自己負担なし）の設定.

・2013 年　「障害者総合支援法」.
・法の基本理念を定め，福祉サービスを利用できる障害者の範囲を見直して，難病がある
　人も対象にするなどの改正.

　障害者を支援する法律ですが，先ほどの障害者基本法と同じで国がどのようなスタンスで障
害をもつ人へ支援を考えているのかということがよくわかります．まずはさまざまな制度は行
政機関による措置制度によって行われていたということです．措置制度というのは，利用でき
るかをサービスの内容や利用できる量はすべて行政が決定するという方法です.「〜を措置」は
「ある事態への対処の仕方」という意味です．つまり行政の判断によってサービスが決められて
いるかを問うことになります．つまり障害者本人の意見や希望ではなかったのです．また行政
の人のさじ加減で決まることが多かったのです．その後, 2000 年に高齢者へのサービスが措置
制度から利用者主体の介護保険サービスへ移行したために，障害者に対しても支援費制度が導
入されます．これは，サービス事業所と障害者が利用契約を結ぶことによってサービスを実施
するというものです．これは日本の福祉サービスで画期的な取り組みで，多くの障害者が権利
獲得のために行動した結果です．ただし支援費制度は行政が修正を行い, 2005 年に障害者自立
支援法が成立します．このときにはサービス利用者に対して1割の自己負担額を求めました(応
益負担：サービスを受けた分だけ支払う)．これは障害者にとっては死活問題となりました．な
ぜなら就労していない人やしていても獲得賃金が低い人，また障害年金などを受けている人は
自己負担額を支払うことが難しかったからです．またさまざまなサービスが必要な人ほど自己
負担を求められます．就労支援のサービスを受けると賃金からサービス利用料を引かれて何も
残らないこともあったようです．このため多くの障害者がサービス利用を控えたりしました．
その後 2010 年には，この法律を改正して，1割の自己負担額を改め以前のように利用者の収入
に見合った自己負担額となったのです（応能負担）．その後, 2013 年には障害者総合支援法と
いう名称に修正され，初めて法律の理念と福祉サービスを利用できる障害者の範囲の見直し，
難病のある人も対象にするなど大幅な改正がありました．法律が成立して，ここ最近ようやく
さまざまな障害のある人が総合的なサービスを受けることができるようになりつつあります．
しかし，これからどのようになるかわかりません．そういう意味では，国会や政府の動きに注
目する必要があります．では条文を読んでみましょう.

（目的）
第一条　この法律は，障害者基本法（昭和四十五年法律第八十四号）の基本的な理念にのっ
とり，身体障害者福祉法（昭和二十四年法律第二百八十三号），知的障害者福祉法（昭和三
十五年法律第三十七号），精神保健及び精神障害者福祉に関する法律（昭和二十五年法律第
百二十三号），児童福祉法（昭和二十二年法律第百六十四号）その他障害者及び障害児の福
祉に関する法律と相まって，障害者及び障害児が基本的人権を享有する個人としての尊厳
にふさわしい日常生活又は社会生活を営むことができるよう，必要な障害福祉サービスに

係る給付，地域生活支援事業その他の支援を総合的に行い，もって障害者及び障害児の福
祉の増進を図るとともに，障害の有無にかかわらず国民が相互に人格と個性を尊重し安心
して暮らすことのできる地域社会の実現に寄与することを目的とする．

（基本理念）

第一条の二　障害者及び障害児が日常生活又は社会生活を営むための支援は，全ての国民
が，障害の有無にかかわらず，等しく基本的人権を享有するかけがえのない個人として尊
重されるものであるとの理念にのっとり，全ての国民が，障害の有無によって分け隔てら
れることなく，相互に人格と個性を尊重し合いながら共生する社会を実現するため，全て
の障害者及び障害児が可能な限りその身近な場所において必要な日常生活又は社会生活を
営むための支援を受けられることにより社会参加の機会が確保されること及びどこで誰と
生活するかについての選択の機会が確保され，地域社会において他の人々と共生すること
を妨げられないこと並びに障害者及び障害児にとって日常生活又は社会生活を営む上で障
壁となるような社会における事物，制度，慣行，観念その他一切のものの除去に資するこ
とを旨として，総合的かつ計画的に行わなければならない．

　この条文を読んでみると，障害者基本法や他の障害者の法律で求められている基本的人権に
配慮した生活が送れることを求めていることが理解できます．つまり，障害があっても，なく
ても変わらない生活が求められているのです．つまり健康といわれる人たちが何も障害を感じ
ることなく生きているのと同じように生活できるのかということになります．そして，リハビ
リテーションもこのような生活を目指す必要があるということです．そして，法律に基づいて
給付されます（現物給付：お金ではなくサービスを支給するという意味）．これは介護保険のよ
うに要支援区分という審査を受けて，その区分に従って給付額の限度が決定されます．給付
サービスは図2のようなサービスが設定されています．これらのサービスを組み合わせながら
その人に合ったサービス提供が行われるのです．

　また，この法律では障害者への給付とともに市町村や都道府県への地域生活支援事業も義務
づけています．これは地域住民のために行われ，障害への理解やさまざまな制度の理解などを
国民や市民に促すということになります．これは，法律の理念にもあったように障害とは本人
にあるのではなく，本人と周囲の相互作用から生じるためです．このため障害者本人へのサー
ビス給付だけでなく，市民に対する啓発活動などを理解しておくことが大切です．そのことを
通じて市町村がどのような立ち位置で障害者に対する支援を考えているのかということがわか
るのです．そういうことは，行政のホームページや広報などに掲載されています．また，それ
らを議論している委員会なども開催されています．傍聴が可能なこともあります．一度参加し
てみることもいいと思います．行政のどの部門が担当しているとか，地域のどのような人がか
かわっているのかなどがよくわかります．ぜひ参加してみてください．

　また，上記の法律以外にも多くの法律が，精神障害の支援にかかわっています．障害者の就
労を促す「障害者の雇用の促進等に関する法律」が制定されています．この法律は，「社会連帯

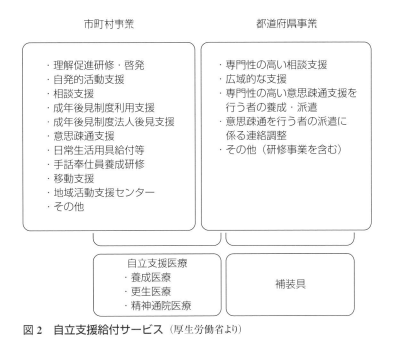

図2　自立支援給付サービス（厚生労働省より）

の理念に基づく事業主の協働の責務として障碍者雇用を促進すること」が理念としてうたわれています．そして，さまざまな事業において障害者の法定雇用率を設けて，その事業の全従業員における障碍者雇用の割合を規定しています．また，短時間でも就労可能になるように給付金の制度なども設けています．

　また障害者差別解消法が制定されています．この法律は「障害のある人もない人も互いにその人らしさを認め合いながら，ともに生きる社会をつくることを目指す」ということを目的にしています．法律では不当な差別的取り扱いの禁止，合理的配慮の提供などが定義されています．また，精神障害などにより重大な他害行為〔殺人，放火，強盗，強姦，強制わいせつ，傷害（傷害以外は未遂も含む）〕を行ったものに対する処遇を決定する法律も制定されています．この法律は，上記のような重大な他害行為があった場合に司法制度としてどのように処遇されるかが規定されたものです．検察官によって不起訴になったり，裁判で心神喪失などで無罪となった場合に検察官の申し立てによって，鑑定入院が行われ，その後地方裁判所で審判を受けて入院医療の提供や地域での支援を受けるものです．このように法律を理解することが，患者さんの権利やエンパワーメントの向上に寄与したり，作業療法士の支援にも影響するのです．ぜひいろいろと学んでください（年金制度や生活保護制度）．

　では，次に作業療法士に影響する法律を考えていきましょう．作業療法士は医療制度の中では，医療の専門職とされています．ですので，先ほどと同じように日本国憲法を最高法規として，それを実現するために医療法（1948年）が制定されています．医療法には，「医療提供の

理念（第一条の二）　医療は，生命の尊重と個人の尊厳の保持を旨とし，医師，歯科医師，薬剤師，看護師その他の医療の担い手と医療を受ける者との信頼関係に基づき，及び医療を受ける者の心身の状況に応じて行われるとともに，その内容は，単に治療のみならず，疾病の予防のための措置及びリハビリテーションを含む良質かつ適切なものでなければならない」と記載されていますし，「医療関係者の責務（第一条の四）　医師，歯科医師，薬剤師，看護師その他の医療の担い手は，第一条の二に規定する理念に基づき，医療を受ける者に対し，良質かつ適切な医療を行うよう努めなければならない．医師，歯科医師，薬剤師，看護師その他の医療の担い手は，医療を提供するに当たり，適切な説明を行い，医療を受ける者の理解を得るよう努めなければならない」と記載されています．このように医療法において良質な医療の提供が求められています．また，同じ年に成立した医師法では「非医師の医業禁止（第十七条）　医師でなければ，医業をなしてはならない」と規定されています．では，なぜ医師以外の職種が医療行為をできるのでしょうか．看護師以外の医療関係職種が医療行為を実施できる根拠は，それぞれの資格法の中で保健師助産師看護師法の規程にかかわらず診療の補助として何々を行うことができるという旨の規程となっているからです．そして，理学療法士・作業療法士法の規程となります．そこには，作業療法の定義の規程，名称独占免許であること，免許規程・罰則規程が規程されています．一度は目を通しておいてください．このように作業療法士の仕事を規定し，罰則規程などが決められています．これは法律により作業療法士にとって外部から規定されているものです．法律はこのように，どのようなことが正しくない行為かなどを示し，外部から規定されています．ただ私たちが専門家であるためには，法律を遵守しているだけでは十分ではないのです．専門家の条件では次のようなことがいわれています．① 占有的・特殊的な知識の体系と伝達可能な専門的技術，② 一定の教育でテストされた専門的資格と専門職団体，③ 専門的実践のための倫理綱領．① は養成施設を指し，② は国家試験と日本であれば日本作業療法士協会や都道府県作業療法士会を指します．そして，③ は専門職として最も大切なものになります．皆さんは倫理綱領について聞いたことがあるでしょうか．あまり聞いたことがないかもしれませんし，詳しいことを聞いたことがなく，読んだことがある人はどれも当たり前のことをいっていて覚えていないという人もいるかもしれません．しかし，とても大切なのです．

　九州看護福祉大学の野崎和義前教授は，「理学療法士と倫理の項目では，理学療法士は『自律的な専門職集団』の形成を図っていかねばならず，その支柱として，自己規制のためのルールとして倫理規程やガイドラインを定期的に見直していかねばならないことと専門職の特権的地位は国民の納得が必要であり，倫理宣言を行い，各規程による具体化を求められているとの説明があった．最後に，理学療法士という医療専門職の地位を担保しているのは『倫理』である」と述べられています（『熊本県理学療法士協会　職業倫理セミナー』協会ホームページ，2015.7.1）．理学療法士を作業療法士と入れ替えても何も変わりません．つまり専門職であるための最重要なものは「倫理」なのです．

　では知識や技術ではなく，なぜ倫理なのでしょうか．まずは道徳と倫理の違いについて考え

ていきましょう．道徳とは「～すべき」というように言われます．たとえば，「人には優しくするべきである」，「困った人は助けるべきである」などのように状況などに関係なく人として行うべき行動が述べられています．これに比べて倫理は，「～のように行動することは正しいのか？」というようにその状況における考え方や行動を考えていく行為を指します．私たちの臨床現場では常に状況に対する判断と行動が求められています．それは時間のない中で，十分状況がわからない中で，判断することが求められるのです．この判断を常に考えていく営みが倫理なのです．ですから，倫理にはこれが答えというものがないのです．たとえば，担当した患者さんが，こちらが用意したプログラムを拒否されたとき，それはどのように判断していけばいいのかを考えていくことになります．また，倫理綱領は専門側が仕事をするにあたって守るべき行動指針を掲げています．つまり作業療法士自身の自主規制です．なぜなら，作業療法士も含めて専門職は他者に介入していく仕事だからです．つまり，他者に害を与える存在になるかもしれないのです．たとえば，タスキギー事件を紹介しておきましょう．これは米国で実際に起きた事件です．内容は 1932～1972 年にかけてアラバマ州タスキギーで，黒人男性約 600 人を対象に米国連邦政府公衆衛生局が行った梅毒研究が倫理的な問題となったのです．なぜ問題になったかというと梅毒の研究を被検者である黒人に対して何の説明もせずに，場合によっては治療もせずに経過観察したことがわかったからです．専門家や研究者は問題を起こさないと思われていたのですが，これらの事件からたとえ研究者や専門家であっても倫理的な問題を起こすということが理解されてきたのです．ですから専門職として，倫理綱領を遵守して，普段の臨床場面で倫理的に考えることが大切になります．日本作業療法士協会の倫理綱領をみてみましょう（**表 5**）．皆さん一度は読んだことがあると思います．そして，これらの倫理綱領を作業療法士が遵守することで専門家として信用されるのです．ぜひ普段から倫理綱領が守れているのか自己点検してみてください．

　また，日本作業療法士協会はこの倫理綱領の下に職業倫理指針を作成しています．これは，倫理綱領をより具体的にし，業務において倫理的に守るべきことが記述されています（**表 6**）．この 2 つをもし私たちが状況で迷ったとき，作業療法士としてどのように行動すればいいのかわからなくなったときには参考にして判断する必要があります．そして，そのように倫理綱領

表 5　日本作業療法士協会の倫理綱領

　1. 作業療法士は，人々の健康を守るため，知識と良心を捧げる．
　2. 作業療法士は，知識と技術に関して，つねに最高の水準を保つ．
　3. 作業療法士は，個人の人権を尊重し，思想，信条，社会的地位等によって個人を差別することをしない．
　4. 作業療法士は，職務上知り得た個人の秘密を守る．
　5. 作業療法士は，必要な報告と記録の義務を守る．
　6. 作業療法士は，他の職種の人々を尊敬し，協力しあう．
　7. 作業療法士は，先人の功績を尊び，よき伝統を守る．
　8. 作業療法士は，後輩の育成と教育水準の高揚に努める．
　9. 作業療法士は，学術的研鑽及び人格の陶冶をめざして相互に律しあう．
　10. 作業療法士は，公共の福祉に寄与する．
　11. 作業療法士は，不当な報酬を求めない．
　12. 作業療法士は，法と人道にそむく行為をしない．

表6　日本作業療法士協会の職業倫理指針

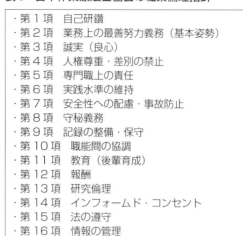

- ・第1項　自己研鑽
- ・第2項　業務上の最善努力義務（基本姿勢）
- ・第3項　誠実（良心）
- ・第4項　人権尊重・差別の禁止
- ・第5項　専門職上の責任
- ・第6項　実践水準の維持
- ・第7項　安全性への配慮・事故防止
- ・第8項　守秘義務
- ・第9項　記録の整備・保守
- ・第10項　職能間の協調
- ・第11項　教育（後輩育成）
- ・第12項　報酬
- ・第13項　研究倫理
- ・第14項　インフォームド・コンセント
- ・第15項　法の遵守
- ・第16項　情報の管理

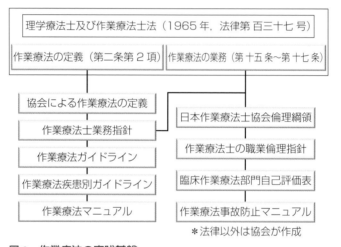

図3　作業療法の実践基盤

や職業倫理指針に従って行動することは，自分の行動に対する根拠となるのです．

　日本作業療法士協会が作成した倫理綱領や職業倫理指針などを含めた作業療法の実践基盤を図示したものを提示します（**図3**）．このように理学療法士及び作業療法士法を起点として，各種規程がつながっています．このことはよく理解しておく必要があります．この図3に追加して，仕事をしている施設の企業理念，企業の倫理綱領，各種マニュアルも私たちの仕事を規定します．このように私たちが専門職として確かな行動をするために，そしてどのように行動すればいいのかを考えるときにその基盤となることを理解しておいてください．

　次がいよいよ本題です．私たちが専門職として，倫理的に考えるためにはどのように考えていけばいいのでしょうか．そのためには倫理4原則を理解する必要があります．① 自主尊重原則，② 善行原則，③ 無加害原則，④ 公平・正義の原則がその4原則になります（清水哲郎・

表 7　臨床倫理 4 原則

1．自主尊重原則 　　個人として尊重し，その自己決定権を尊重する．患者は自分の治療を拒否または選択する権利がある． 2．善行原則 　　医療者は患者の最大の利益のために行動すべきである． 3．無加害原則 　　害悪を加えない． 4．公平・正義 　　健康資源の分配，および誰がどの治療を受けるかの決定に関する公平原則．

他『生命と人生の倫理（放送大学教材）』放送大学教育振興会，2005）（表 7）．

　では，倫理原則を一つひとつみていきましょう．まずは，自主尊重原則です．その内容としては，「個人として尊重し，その自己決定権を尊重する．患者は自分の治療を拒否または選択する権利がある」ということになります．これを読むとそんなことは当たり前だと感じる人がいるのではないでしょうか．しかし，ここで考えないといけないのはそもそも尊重とは何かということです．皆さんは尊重するということをどのように考えておられますか．こうやって改めて考えてみると，よくわかっていないことに気づきませんか．なんとなく尊重は大切と考えているけど，実際どうすれば尊重したことになるのかと聞かれると皆さんはどのように答えますか．難しいですよね．でも考えておかないといけないですし，それを言葉にすることや行動していくことはとても大切です．「尊重」は『新明解国語辞典』では，「無視すべからざるものとして，相応の扱いをすること」と書かれています．これを 2 つに分けると無視すべからず（無視してはいけない），相応の扱いをすること（適切な対応がされること）となります．では無視すべからずとはどういうことでしょうか．それは他者を他者として理解しようとする姿勢です．ここで他者とは，私たちとは異なる身体と考えをもち，私たちでは絶対に理解することができない人として想定しているということです．どういうことかというと尊重の一つの条件がわからないということなのです．皆さんはわかってしまうともう相手への尊重が消えていると思いませんか．たとえば恋愛で別れ話のとき，相手から，「あなたがこんな人だということがよくわかりました」と言われたりします．まだまだわからないから別れるではないのです．その人の考えやその考え以上に何もないことがわかったのです．不思議ですよね．わかると別れる．つまりもう相手を尊重できなくなっているのです．このように考えると，私たちが対象者の診断名を聞いて，何かわかったつもりになったりするときにもうすでに尊重できなくなっているということです．

　また，尊重に大切なものは，対話性です．それは相手とのやりとりが可能であることなのです．なぜそれが尊重につながるかということは，対話は対話後にお互いの変化を基本としているからです．よく似た考えにディベート（討論）があります．似たように思いますが，似て非なるものです．ディベートは自分の正しさと相手の正しさを議論を通じて勝敗をつけるものなのです．ポイントはお互いに変化しようとしていないということです．対話は変化しないのではなく，対話の後にはお互いが変化しているのです．たとえば朝のあいさつは対話的です．A

「おはよう」，B「おはよう，いい天気ですね」，A「そうですね．いい天気ですね．今日はどこかに行かれるのですか？」，B「そうなんです．いい天気なので，川に行こうと考えています．でも暑いのでどうしようか考えています．あなたはどうされるのですか？」，A「私は家でゆっくりしようと考えています．でも本屋さんぐらいは行こうと考えています」．いかがでしょうか．対話のはじめはお互いのことを知らなかったのに，対話後には天気をどのように感じているのか．そしてどこに出かけようとしているのかがわかりました．大切なことは対話の後に相互理解し，そして互いが変化したことなのです．尊重で大切なことの最後は，それは「私たち」になれたり，外れたりできるということです．つまり私たちは対話を通じて私たちとなることも可能ですし，逆に対話を通じて私たちにはなれない，（違う人）になることができるということです．これは人間がある部分では共同していて，ある部分では独立していることを指します．このように，① 理解不可能性，② 対話可能性，③ 共有可能性，が尊重で大切なことだと思います．つまりわかるようで，わからない，でも私とは違う存在だというときが尊重なのです．臨床倫理では自主尊重ですから，対象者みずからから言われた意見や行動は，私たちにとってたとえ理解不能でも，理解し共有しようとする姿勢をもちながら，対話をあきらめず，そして断片的な情報で理解できたと思わないということになります．

　次は，善行原則です．これの中身は「医療者は患者の最大の利益のために行動すべきである」ということが述べられています．これも一見簡単そうにみえます．でも善行とは何でしょうか．そして，患者の最大の利益とは何でしょうか．善行は良いことを行うことです．誰にとってかというとそれは対象者です．では対象者にとって良いこととはどのように理解すればいいのでしょうか．それは必ずしも明らかではないのです．たとえば作業療法士は面接や興味チェックリスト，生活行為向上マネジメントなどによりその人がどのようなことに興味をもっているのかを理解することができます．だからといって，先ほど自主尊重のところで述べたように，他者としてその人の一部は理解できても，すべてを理解することはできないのです．これは少し考えてみてもわかります．それは私たちが大切な人への誕生日プレゼントを買うときの迷いとよく似ています．本人にとって喜ばしいこと（善行）をしたいと思ってプレゼントを考えようとしても，実際の本人の気持ちはわからないからです．私たちは，目の前で喜んでも，場所が変わると意見が変わることも知っているからです．しかし，だからといってプレゼントをなしにすることもできません．だから私たちは友人から情報を得たり，最近の対話によって把握した本人の好みなどを思い出したりすることで何とか良いことにつなげようとするのです．このように考えると善行として，本人の利益を最大限に，そのために行動するということはなかなか難しいということになります．でも考えないといけないのです．このために私たちには自主尊重を大切に，対話を重ねて，理解していくことが求められるのです．また利益を最大限にする行動とはどのような行動なのでしょうか．利益を得るのは本人です．そのときに問題になるのは，その利益に対して専門家が利益ではないと言うことがあるということです．以前認知症デイケアに勤務していたときのことです．ある参加者が，「とんかつを食べたい」と言いました．しかし，もうずいぶん前から入れ歯にもなり，血圧なども高いために難しいという話にな

りました．しかし本人は希望しています．頼むからと．そしてよくよく話をしていると，子どものときにお母さんに連れて行ってもらったことがあることがわかってきました．そこで医師や看護師と協力してとんかつを食べに行くことにしました．すると本人は出されたとんかつのにおいを嗅いで，これで満足したと言われました．そう，本人の「食べたい」は，においを嗅ぎたいだったのです．また，これは先ほども登場した映画『レナードの朝』からですが，最初に目覚めた患者さんが自分で歩き始めたシーンです．窓に向かって歩き始めて途中で止まってしまいます．医師は何が起きたかわからず，手を引いたりしますが，全然動きません．水が飲みたいのかと思ってコップに入れて持ってきて興味をひこうとしますが，動きません．医師は子どもが外で遊んでいるのを見て，患者さんが歩いていこうとする床の模様が途切れていることを理解します．それで，看護師とともに床に市松模様の色をつけていきます．これで歩けるようになった患者さんがその先を歩いていくのですが，それでもまだ医師は水が飲みたいと思ってコップを差し出します．しかし，患者さんはそれをスルーして，窓に向かいます．患者さんは窓から外を見たかったのです．医師は久しぶりに歩いたのだからきっと水が飲みたいに違いないという考えにとらわれていたのです．また，別のシーンでは，多くの目覚めた患者さんと出かけることになります．医師が連れて行ったところは植物園でした．医師は普段から植物を研究することがライフワークだったので，みんなも植物が好きだろうと思って連れてきたのですが，患者さんたちは退屈してしまいます．最終的にはダンスホールに行くことになるのです（そこではダンスが苦手な医師が困っていました）．また，何度も本稿に登場している浜田寿美男も，そのような体験を書いておられます．浜田が，子どもに発達検査をしようとしたときに，本人に物を見せて目で追うという検査を行ったところ，まったく追視しないので，外に関心がないと評価していたそうです．しかし，ある日検査道具を忘れたので，横着をして近くにあった赤い球を見せたところ素早く追視をされて問題なかったと書かれています．これも私たちの常識や体験で判断して，結果として追視をしない人と解釈していたことが，実は異なったということになります．

　私たちはつい，自分の考えを一般化して，同じように感じていると思い，自分たちの常識や体験をもとに目の前の現象を理解しようとするのですが，上にあげた例のように実は多くのすれ違いがあることがわかります．つまり何が本人にとって利益なのかということは私たちの常識や体験を当てはめて考えることができないのです．だからこそ，私たちの常識を外して，本人にとっての体験や利益について考える必要があります．それはときとして，常識外のことになるかもしれません．だから専門家の常識はカッコに入れることが大切だと思います．そうした中で，何が本人にとって良いことなのか，本人にとっての利益とはどういうことかということを考えることができるのです．利他的に考えていくためには，自分の体験からくる常識や理解を疑う必要があるということです．

　次は，無加害原則です．内容は「害悪を加えない」ということになります．これまで読んでこられた人はもう気がついているかもしれません．つまり本人にとって害や悪とは何かということです．たとえば学生に聞いたのですが，実習に行ったときに囲碁が好きな患者さんがおら

れて，だから学生は囲碁を一緒にやることをきっかけに徐々に機能回復へとつなげようと考えていました．ある日学生の指導者に「囲碁なんかしていても意味がない．早く機能回復することが本人にとって一番大切なので，囲碁をやめて明日から訓練をしなさい」と言われたそうです．次の日からその患者さんは作業療法に来られなくなりました．もうわかりますよね．指導者が考えていた患者さんの利益と患者さんが考えていた利益は違ったのです．むしろ囲碁を無理やりやめさせたことは患者さんにとっては害となったのです．私たちは専門家として害など与えるはずがないと思っていますが，意外にいろんな場面で与えていることがあるかもしれません．まさに害とは本人の方向性や道筋を邪魔するものだからです．私たちも今の治療や支援が本人の害になっていないかということをよく考える必要があります．そして，そのためにも対話が大切なのです．

　では最後に公平・正義です．内容は「健康資源の分配，および誰がどの治療を受けるかの決定に関する公平原則」．これは，さまざまな患者さんに対して公平であること，正義が求められるということです．公平とはつまり，同じ対応があるのかということになります．たとえば，皆さんは次の2つの事例に対してどのような支援を行いますか．第6章の「第1節　考えること」に出てきた，『クリティカルシンキング—看護における思考能力の開発』に出ている例を一部修正して書きました．

　事例1　Aさんは，バーで働いている女性店員です．ある日，仕事の帰りに酔っぱらって，車を運転してしまいました．そして，車で自損事故を起こしてしまいました．救急病院に搬送され右足を切断したようです．その後リハビリで転院してきたのですが義足を付けるのを嫌がっていて，練習しようとしません．

　事例2　Bさんは，病院で働く看護師です．ある日の休日，6歳になる息子と出かけている途中に事故にあいました．幸い息子は軽いけがですんだのですが，本人は右足の切断を余儀なくされました．リハビリ目的で転院してきたのですが，傷が痛むのでなかなか訓練しようとしません．

　さあ皆さんはどのように考えましたか．実はAさんもBさんも同じ障害であることに気がつきましたか．しかし，多くの人はその背景によって2人に対する感情が異なったと思います．このように私たちは患者さんの背景因子によって，異なる感情をもち，行動が変化するかもしれません．たとえばAさんには，もっと厳しい姿勢で言葉をかけるかもしれませんし，訓練を拒否する姿勢も甘えているとか自業自得と考える人がいるかもしれません．またBさんに対しては，子どもがかわいそう，早く会わせてあげたいなどと思ったのではないでしょうか．そして，訓練を拒否していることも，気持ちがわかるとか，大変だと思うと感じた人が多いのではないでしょうか．この変化を理解しておくことはとても大切です．実は私たちは公平で正義を行っているように思っていても，実は対象者の背景などによって対応が異なる場合があるのです．

　本来は同じ右足切断のはずです．だから，事故の形態や職業などによってセラピストの行動は変わらないことを基本として，それぞれの状況に合わせていく必要があります．このことを

精神科医の水島広子は,『トラウマの現実に向き合う―ジャッジメントを手放すということ』
(岩崎学術出版社, 2010) でジャッジメントを手放すといわれています. 私たちが常識や対象者
の背景因子で判断してしまうことを手放すことが大切であるといっているのです. 公平で正義
として行動するためには, ジャッジメントを手放し, 他者を他者として遇する必要があるので
す. 第6章に出てきたレインの話を思い出してください. そこにも他者を他者として遇するこ
とが書かれています.

　このように倫理4原則をみてきましたが, いかがだったでしょうか. 専門家の常識や色眼鏡
でみていることを理解して, 自主尊重, 善行, 無加害, 公平・正義を検討していくことが大切
なのです. そしてこれは方法論でもないので, 常にどうあるべきかを考える必要があるのです.
そして, 前述したように倫理を考えながら揺れ動く判断があり, そのたびに考えるという姿勢
があるために知識や技能をもった専門家として認められるのです. 皆さんも少しずつでもいい
ので取り組んでみてください.

第8章　さらに深めるために

　いままで，いろいろなことを書いてきました．不十分な記述やおやと思った内容もあったかもしれません．これが現時点での私の実力なのでご勘弁ください．

　ところで，この本を読まれていろいろな興味をもたれている人がいるかもしれません．そのような方に，この本の各章で紹介した本をぜひ参考にしてください．そして各章の本を起点として拡げていってください．拡げるためには，読んだ本で引用されている本をみてください．そうすると本の作製のために使われた本がわかりますし，そこから拡げていくことができます．

　作業療法とは何かを考えていくために，作業療法は考えれば考えるほど面白い仕事です．本文でも伝えましたが，できれば他職種よりいかにできるか問う視点より，まだまだ発見されていない作業療法の魅力を発見してもらえるといいと思います．

　深めていくためには，皆さんが何気ない普段の生活から，疑問をつくれるかにかかっています．大切なのは，「当たり前」ではなく，「そもそも」や「なぜ」，「よく考えてみると」というようにいま自分が理解していると思っていることに疑問を投げかけることです．たとえば私たちは「私」ということを当たり前のようにあると思っています．でもなぜ私は生まれるのでしょうか．なぜ生物の中にそのようなことが必要だったのでしょうか．また，私たちは馬鹿にされたり，尊厳を傷つけられると非常に怒ったり，憤慨したりします．でもなぜ憤慨するのでしょうか？　何が傷ついたのでしょうか．あるいは，つらいときしんどいときになぜ私たちは人に話したくなったり，忘れようとして何かを行ったりするのでしょうか．この質問にはなかなか答えることができません．しかし作業療法士は作業を使って人を回復するということが使命ですから，このからくりを少しでも明らかにする必要があります．そのためには，作業療法を学ぶだけでは不十分なのです．たとえば人文学，社会科学，自然科学などさまざまな学問が必要となります．また，障害ということも実はまだまだよく理解されていません．たとえば皆さんは青い芝の会という障碍者団体や障害者運動をご存じでしょうか．いま駅やバスや電車，公共機関などでバリアフリーになったのはこの会に参加している障害者が身を張って抗議活動をして実現したものなのです．全国青い芝の会の行動綱領を読んだ人はいますか．なぜ障害者である彼らがこのような行動綱領を述べる必要があったのか．ぜひ深く学んでください．

我らかく行動する.

一、我らは, 自らが脳性マヒ者であることを自覚する.

一、我らは, 強烈な自己主張を行なう.

一、我らは, 愛と正義を否定する.

一、我らは, 問題解決の路を選ばない.

全国青い芝の会　行動綱領

この綱領に引っかかった人はぜひ, アビリティーズの綱領も読んでみてください.

アビリティーズの綱領

　わたしは平凡な人間でありたくない. 非凡な人間としてできれば〝保障〟よりも〝チャンス〟を選ぶこと…これこそわたしの願いである. わたしは, 国家に養われ, 卑屈で, 怠惰な人生をおくることに満足できない. わたしは, 夢をえがき, 計算された冒険の道を求め, 建設しつづける. ──たとえそれが成功しようとも, 失敗しようとも.

　わたしは, すばらしい人生の刺激を, いくばくかの施し物のために放棄することなどしない. わたしは保障された生き方よりも, つねに挑戦する人生を選ぶ. それはユートピアのような日々ではなく, スリルに満ちた世界である.

　わたしは, 決して, 恩恵のために自由を, 慈善のために尊厳を捨てることはしない. いかなる権力者の前でも畏怖しないし, また, いかなる恐怖に対しても恐れることはない. 姿勢を正し, 誇らかに, なにごとも恐れず, 自らの意思で決断し, 行動する. 自分で創造していくことを大切に考え, 世間に向かってこう宣言したい.
──これがわたしの成し遂げたことだ──と.

　すべての障害者のために, あなたとわたしのために, この綱領は名誉ある日本人としての道を示すものである.

一九六六年四月一七日 宣言

　以前にも引用したカナダの作業療法の本である『作業療法の視点─作業ができるということ』の序文に障害当事者であるクラインさんがもっと私たち障害者から学んでほしいと述べています. 私たちは障害に関する医学的知識や障害を改善のための手段や環境の改善方法などを学んでいますが, 障害者の歴史には十分目が届いているとは思えません. このことは, クラインさんが述べたこととほとんど変わっていないと思われます. この2つのことから, 今回のリハビリテーションとは何かで考えたように権利とは何かということもより深めていく必要があります. 権利とは何か, 人間らしさとは何か. ある意味究極的な思考かもしれませんが, 私たちは

それを深めていく必要があります．また作業療法に関する理論に関してもさまざまに深めることができます．人間の行動を考える理論，認知機能に関する理論などいろいろあります．そして，皆さんがこのような理論を学習されるときに気をつけてほしいのは，一度は原典にあたってほしいということです．さまざまな引用がされていて，自分にとって読みやすさで選ぶ人もいますが，原典では違う記述があるからです．有名なところでは，皆さんがよく知っているマズローの欲求段階説（『人間性の心理学』産業能率短期大学出版部，1971）ですが，皆さんが慣れ親しんでいる図は実はマズローが書いたものではないのです．これはマズローのスポークスマンであったゴーブルが作成したといわれています．またマズローは，基本的欲求は不動のものではなく，次の欲求が現れる前にその前の欲求が満たされなければならないという誤った印象を与える恐れがあると述べていたのです．そしてマズローは，生理的欲求は85％，安全の欲求は70％，愛の欲求は50％，自尊心の欲求は40％，自己実現の欲求は10％くらい充足しているのが普通の人間であると述べています．また，この説は実はいまの科学的な手法に基づいて作成された理論ではないことも指摘されています．それはこの説が被験者は1名で，歴史的人物の生涯を参考に構築されたことからもわかります．またマズローは，自己実現欲求を満たした人はきわめて少ないと書いています．マズローが「人間は自己実現に向かって絶えず成長する」と仮定していることを起点にしているのです．ここに注意が必要です．つまり，現在の科学的手法であれば，この仮説を破棄するか，受け入れるかを検討するために大規模な調査や査読，公開追試などを通じて理論化されることが一般的なのですが，この説にはそのような経緯はないのです．また，そもそも，実現する自己とは何かということも定義がされていません．このような批判があるのですが，自己を実現するというなかなか魅力的なキーワードによっていろいろなところで使われているのです．また，だからといってマズローの仕事はすべてだめであったということにもなりません．要はこれですべて説明できると考えることが問題なのです．しかしこの段階を使うと自己実現できない人はダメな人みたいな感じを受けますし，自己実現しないといけないのか？　そもそも自己は実現するものなのかということを問わないといけません．では自己とは何かということを考える必要があります．このようにわかりやすく説明されたように思えることも考えてみるとおかしなことに気づくと思います．このようにきちんと原典にあたっていくと原典以降，引用した人たちが自分の都合のいい解釈をして，紹介していることがあるのです．このような議論を通じて皆さんはより深めていろいろと学んでもらうことが大切なのです．このような取り組みを通じて少しずつ作業療法の理解が進んでいくのです．ぜひ皆さんも作業療法をさらに深めっていってください．

第9章 終わりに

いろいろと書いてきましたが，とりあえず筆を擱きました．この本の目的はまだ作業療法を始めたばかりの人や臨床で自信がもてず迷っている人を対象に書いています．本来であればさまざまな研究成果をもとに，根拠がある内容が必要だと思ったのですが，研究成果やエビデンスの前にまずセラピストとしての基本的な考えや行動を伝えたいと思って書いてみました．

最初にも書きましたように経験のある臨床や学術的研究者からみればお叱りを受ける内容かもしれません．足りないものはすべて私の実力不足です．批判は受けますのでご容赦のほどよろしくお願いします．

知識や技術はときとして，私たちに正解を与えますがのちのち違っていたということに気づかされるときがあります．たとえば，戦後間もないころ，白物家電と呼ばれた掃除機や洗濯機，炊飯器が登場したときには，もう大変な家事から解放されるといわれたものでした．しかし，それは実現することなく，今でも家事は多くの人に負担となっています．インターネットも情報にいつでもアクセスできて，みんなの知的な活動が向上するといわれたのですが，一向に本が売れている気配はありません．また昔は食べても栄養にならないといわれたのに，青魚もいまではみんなが食べています．このように知識・技術はその背景に倫理的な視点がないために，本当に役立つのか，誰に役立つのかなど問われることがないままになることが多いのです．このことから今回の本では，研究や根拠の前に基本的な考えを示したのです．とはいってもこれが唯一正しい方法でもありません．まだまだ書ききれてないこともありますし，読者の皆さんは不十分であることを指摘されると思います．しかし，考えていくこと，深く掘り下げることの大切さは理解していただいたとするなら，これほどうれしいことはありません．また，こんな私に本を書く機会を与えていただいたシービーアールの皆様に感謝いたします．ありがとうございました．

「正しいものに従うのは，正しいことであり，最も強いものに従うのは，必然のことである」（パスカル）．必然のこと，つまりそうしかしようがないという意味で，そこに「自由」の余地はない．そうだとすると，パスカルの言葉を引き継いで，それを裏返し，弱いものに従うこと，そこに「自由」がある，ということはできないだろうか．

（『〈弱さ〉のちから—ホスピタブルな光景』講談社学術文庫，2014）

「自由」にはもうひとつ，「リベラリティ」という言い方がある．「気前のよさ」という意味だ．

（『老いの空白』岩波現代文庫，2015）

鷲田清一

参考文献一覧

・p1　ブレイディみかこ『子どもたちの階級闘争―ブロークン・ブリテンの無料託児所から』みすず書房，2017

・p3　キルケゴール『死に至る病』岩波文庫，1957

・p5　カナダ作業療法士協会『作業療法の視点―作業ができるということ』大学教育出版，2006

・p5　L. W. ペドレッティ『身体障害の作業療法　改訂第 4 版』協同医書出版社，1999

・p11　湯浅　誠『どんとこい，貧困！』理論社，2009

・p11　島井哲志『幸福の構造―持続する幸福感と幸せな社会づくり』有斐閣，2015

・p12　デヴィッド・グレーバー『ブルシット・ジョブ―クソどうでもいい仕事の理論』岩波書店，2020

・p13　六車由美『静岡新聞夕刊コラム』令和元年 9 月 12 日

・p13　神谷恵美子『生きがいについて』みすず書房，2004

・p13　中崎タツヤ『じみへん』ビッグコミックススピリッツ，小学館，1989-2015

・p13　ハンナ・アレント『人間の条件』ちくま学芸文庫，1994

・p14　鷲田清一『じぶん・この不思議な存在』講談社現代新書，1996

・p14　浜田寿美男『「私」とは何か―ことばと身体の出会い』講談社，1999

・p18　森本あんり『異端の時代　正統のかたちを求めて』岩波新書，2018

・p21　映画『レナードの朝』監督ペニー・マーシャル，1990

・p23　リン・ハント『人権を創造する』岩波書店，2011

・p24　リオタール『人権について―オックスフォード・アムネスティ・レクチャーズ』みすず書房，1998

・p26　中井久夫・他『看護のための精神医学　第 2 版』医学書院，2004

・p26　春日武彦『はじめての精神科　第 3 版』医学書院，2020

・p26　松本俊彦『誰がために医師はいる―クスリとヒトの現代論』みすず書房，2021

・p26　向谷地生良・他『弱さの研究―弱さで読み解くコロナの時代』くんぷる，2020

・p27　ヤスパース『精神病理学原論』みすず書房，1971

・p29　A. L. ストラウス『慢性疾患を生きる―ケアとクオリティ・ライフの接点』医学書院，1987

・p30　W. アンソニー『精神科リハビリテーション　第 2 版』三輪書店，2012

・p31　C. W. ビーアズ『わが魂にあうまで』星和書店，1980

・p34　新海朋子・他『精神障害をもつ人のリカバリー概念に関する文献検討』福岡県立大学人間社会学部紀要　26（2）：71-85，2018

・p34　映画『いまを生きる』監督ピーター・ウィアー，1989

・p35　水谷　修『学校とわたし―教師不信を変えた大学教授』毎日新聞，2015.3.9

・p35　映画『パッチ・アダムス　トゥルー・ストーリー』監督トム・シャドヤック，1998

・p37　ブレイディみかこ『ぼくはイエローでホワイトで，ちょっとブルー』新潮社，2019

・p32　NHK BS1『奇跡のレッスン～世界の最強のコーチと子どもたち～』2014-

・p36　日本作業療法士協会（監），冨岡詔子・他（編）『作業療法全書　改訂第 3 版　第 5 巻　作業療法学 2　精神障害』協同医書出版社，2010

・p38　道草晴子『みちくさ日記』リイド社，2015

・p38　浜田寿美男『人間を理解するとはどういうことか』西宮公同教会出版事業部，1996

・p38　ブレイディみかこ『他者の靴を履く―アナーキック・エンパシーのすすめ』文藝春秋，2021

・p38　小瀬古伸幸『精神疾患をもつ人を，病院でない所で支援するときにまず読む本』医学書院，2019

・p42　池淵恵美『精神障害リハビリテーション―こころの回復を支える』医学書院，2019

・p44　兼子幸一『統合失調症の社会機能障害―認知機能を中心に』精神科治療学　30（1）：45-50，2015

・p46　E. ゴッフマン『スティグマの社会学―烙印を押されたアイデンティティ』せりか書房，2001

・p46　G. ソーニクロフト『精神障害者差別とは何か』日本評論社，2012

・p50　みうらじゅん『自分なくしの旅』幻冬舎文庫，2013

・p53　徳永　進『どちらであっても―臨床は反対言葉の群生地』岩波書店，2016

・p56　M. G. ルーベンフェル『クリティカルシンキング―看護における思考能力の開発』南江堂, 1997
・p63　NHK『課外授業　ようこそ先輩』1998-2016
・p63　E. マッハ『感覚の分析』法政大学出版局, 1971
・p71　障害者福祉研究会（編）『ICF 国際生活機能分類―国際障害分類改定版』中央法規出版, 2002
・p77　R. D. レイン『自己と他者』みすず書房, 1975
・p78　大村はま『新編　教えるということ』ちくま学芸文庫, 1996
・p81　C. A. ラップ『ストレングスモデル　第 3 版』金剛出版, 2014
・p83　NHK『NHK スペシャル　亜由未が教えてくれたこと〜障害者の妹を撮る〜』2017
・p83　坂井智恵『一緒にいることで, 生きていく』現代思想　2017 年 5 月号
・p84　ユクスキュル『生物から見た世界』岩波文庫, 2005
・p102　清水哲郎・他『生命と人生の倫理（放送大学教材）』放送大学教育振興会, 2005
・p107　水島広子『トラウマの現実に向き合う―ジャッジメントを手放すということ』岩崎学術出版社, 2010
・p110　A.H. マズロー『人間性の心理学』産業能率短期大学出版部, 1971
・p110　廣瀬清人・他『マズローの基本的欲求の階層図への原典からの新解釈』聖路加看護大学紀要 35：28-36, 2009
・p111　鷲田清一『〈弱さ〉のちから―ホスピタブルな光景』講談社学術文庫, 2014
・p111　鷲田清一『老いの空白』岩波現代文庫, 2015

【著者略歴】

中西英一（なかにし えいいち）

京都府出身

佛教大学保健技術学部作業療法学科 准教授

保健学修士

［学歴］

神戸大学医療技術短期大学部作業療法学科卒業

神戸大学大学院医学系研究科修士課程修了

［研究分野］

精神障害者に対するスティグマ低減プログラム

作業療法理論

［発行図書］

『知覚に根ざしたリハビリテーション［実践と理論］』（シービーアール，2017）

『障害受容からの自由─あなたのあるがままに』（シービーアール，2015）

『リハビリテーションのための人間発達学　第 2 版』（メディカルプレス，2014）

地べたから考える精神科作業療法

2021 年 9 月 10 日　第 1 版第 1 刷 ©

著　　　者　中西英一

発　行　人　小林俊二

発　行　所　株式会社シービーアール

　　　　　　東京都文京区本郷 3-32-6　〒 113-0033

　　　　　　☎(03)5840-7561（代）Fax(03)3816-5630

　　　　　　E-mail／sales-info@cbr-pub.com

　　　　　　ISBN 978-4-908083-69-3　C3047

　　　　　　定価は裏表紙に表示

装　　　丁　三報社印刷株式会社デザイン室

印 刷 製 本　三報社印刷株式会社

　　　　　　© Eiichi Nakanishi 2021

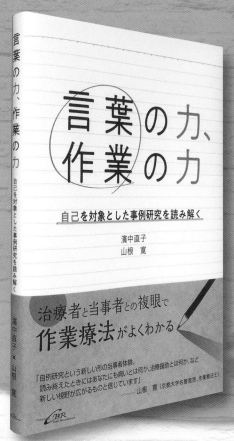